もの忘れ外来

第二版

最新情報に改訂！

症専門医が教える予防と対策のコツ

思い出せな
深刻にな
知ってお
今、すべきこと

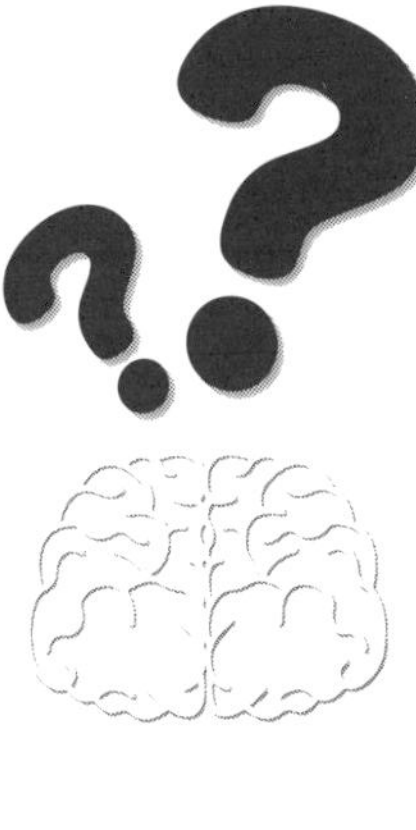

神奈川歯科大学
認知症・高齢者総合内科教授
認知症専門医 **眞鍋 雄太**

はじめに

両親やご自身について、

「最近、何だかもの忘れが激しいなあ……」と感じることはありませんか？


ご近所の方の名前がスラスラと出てきますか？

「この間のあれ……」「それ取ってくれよ、それ……」なんて、「あれ」「それ」を頻発していませんか？

「その話、前に聞いたなあ……」と感じることはありませんか？


それはもしかすると、認知症のサインかもしれません。

最新の厚生労働省の発表では、認知症の全国推定患者数は、実に四六二万人もいると報告されています。

これはもはや他人事では済まされない数です。

「あのとき（もの忘れに気づいたとき）、受診しておけばよかった……」

私が患者さんを診察していて、よく聞く家族の言葉です。

「きっと年齢のせいだろう」という思い込み、「これくらいのことで病院に連れて行くのもなんだか気が引ける」といった迷いが、結果的に認知症の発見を遅らせてしまうのです。

全ての病気は《早期発見、早期治療》が大切で、認知症も同じです。

とはいっても、一体どこへ連れて行けばいいのか、誰に相談すればいいのか。いざとなると具体的にどうしていいか分からないという家族の声を、たくさん耳にしてきました。

「病院に行く前に、相談レベルで話を聞いてくれるところはないでしょうか？」

はい、あります。

「認知症と診断されたら、あとはひたすら死ぬまで悪化していくだけでしょうか？」

はっきり言いましょう。**治せる認知症もあります。**

「アルツハイマー病より認知症の方が重症なのですか？」

そもそも両者を比べられません。

なぜなら、**認知症とは単一の病名ではない**からです。

認知症について知っておけば、迷いは減り、不安は和らぎ、最善の道が見えてくると思います。

本書は、認知症というベールに覆われた街路を、迷わずに、速やかに、的確に行動するための案内書です。

申し遅れましたが、認知症専門医の眞鍋雄太と申します。神奈川歯科大学認知症・高齢者総合内科教授として、また藤田医科大学救急総合内科客員教授という総合内科医の視点から、日々認知症の患者さんたちと接し、診察・治療にあたっております。

認知症専門医は、日本認知症学会の認定を受けた認知症のプロフェッショナルです。

他の医師よりも認知症に関する知識量や経験が豊富なため、より正確な診断、治療を行うことが可能になります。

戦後の日本の発展を支えてきた世代の方々が、人生の最期で認知症になり、「認知症だから仕方がない」と言われて適切な医療を受けられず、〝人生の余暇〟を楽しむこともできずに亡くなっていく――認知症専門医となったきっかけのひとつには、そんな理不尽な状況への憤りもありました。

何とか認知症の**進行を食い止められないか**、少しでも**家族の負担が軽くなる方策はないか**、認知症を**予防するにはどういう生活スタイルが良いのか**……日々そのようなことを考え、そしてまとめたのが本書です。

読者の方々に対し、できるかぎり「分かりやすく」「具体的に」、そして「読者の方々の立場になって」、本書を執筆いたしました。

多くの認知症患者さんのためだけでなく、その家族の不安を取り除き、疑問を解消し、**未来へ続く道に少しでも希望の灯をともして差し上げる水先案内人**――それが我々認知症専門医の役割であると思っています。

もの忘れ外来《第二版》

——認知症専門医が教える予防と対策のコツ

●第2章 その〝もの忘れ〟にどう対処するか ――レベル別具体的行動案内

●第3章 知っておきたい認知症の検査と治療内容
——問診や認知機能検査の実際

●第4章 診療費の負担を軽くするコツ——公的扶助と入所施設の話

●第7章　認知症ってどんな病気？
――まずは知っておくことで、大半の不安は消える

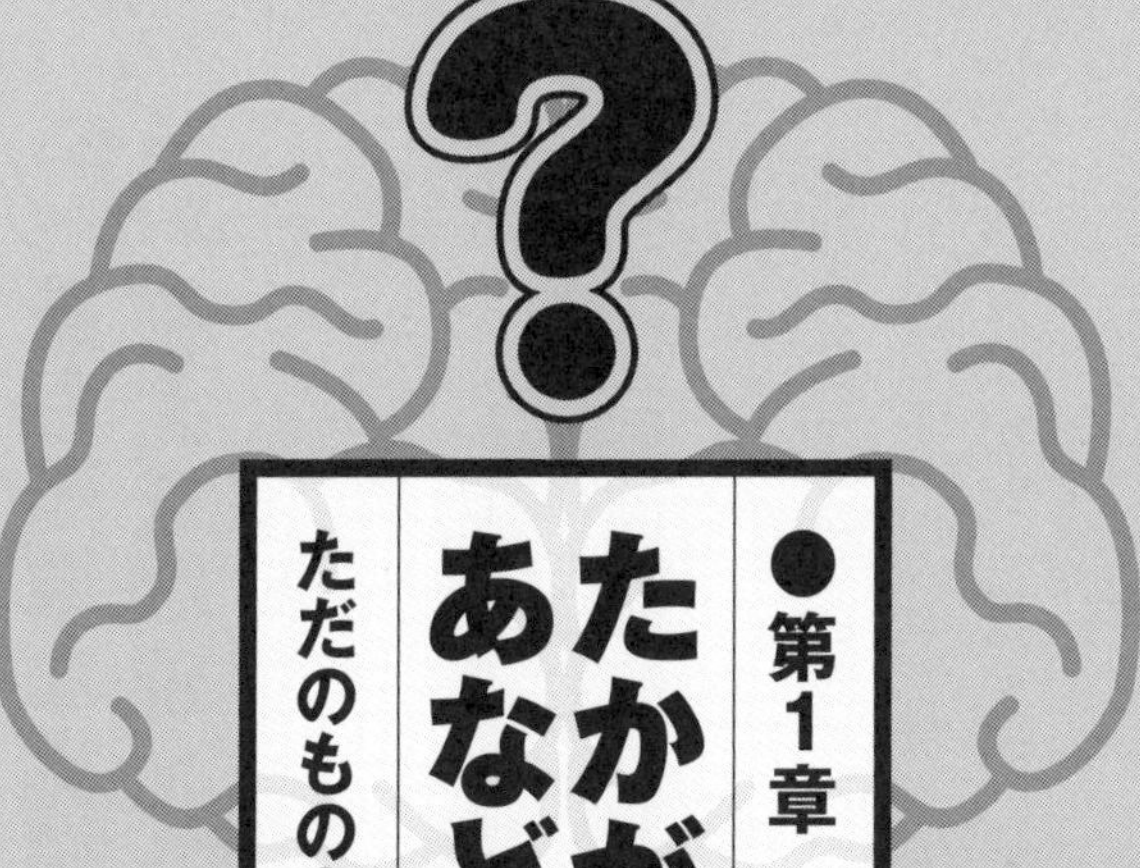

●第1章

たかが〝もの忘れ〟と
あなどってはいけない

ただのもの忘れと認知症の見分け方

!? 最も簡単な認知症の見分け方
答えを間違えたら認知症の確率九〇%以上!

本書を手に取られた方は、家族のどなたか、また、もしかするとあなた自身が「もの忘れ」を気にしている方だと思います。

そして、何よりも確かめたいことが、そのもの忘れが認知症なのかどうなのか、ということだと思います。

認知症かどうかを確かめる、最も簡単な方法があります。

ご自分で、もしくは家族の方に試してみてください。

それでは、次の二つの質問に答えてみましょう。

「あなたは何歳ですか？」
「あなたの誕生日はいつですか？」

さて、正確に答えられたでしょうか。答えは一発勝負です。言い直しはダメです。もし**この質問を両方とも間違えたら、認知症である確率は九〇％以上**といわれています。

両方とも間違えた場合は、先に本書の第2章「ひょっとして認知症ではないか……病気ではないか心配な方」（P36）をお読みいただき、早めの対処を行ってください。

!? 昔は当たり前にできていたことが、できなくなってはいないか？

認知症の兆候として最も知られているのは、「もの忘れ」です。しかし、ただ単に「もの忘れがひどくなった」というだけでは認知症とはいえません。

そもそも認知症の「認知」とは、眼、耳、鼻、口、皮膚といった感覚器官から、脳に入力された私たちを取り巻く環境情報を、認識して知覚することをいいます。そして、この認識して知覚した情報を利用する脳の機能のことを、「認知機能」といいます。

認知機能とは具体的に、モノを覚える、思い出す、計算する、感覚器官から入った情報を認識する、考える、計画する、推理する、情報に基づいて実行する、言語を選択するなどのことを指します。

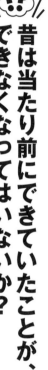

つまり、私たちが普段何気なくやっている様々なことですね。

正確にいうと、次の三つの条件が満たされて、初めて認知症と診断されます。

①今まできちんとできていた様々なことができなくなった

②そのために社会生活に支障が生じている

③なんらかの病気が原因で①と②の状態に陥っている

認知症のせいで今までできていたことができなくなった、その具体例を挙げてみましょう。

下の絵を見てください。

この絵は、認知症の患者さんが描いた五角形の絵です。「上の絵を見てその通りに描き写してください」と伝えた結果です。この患者さん

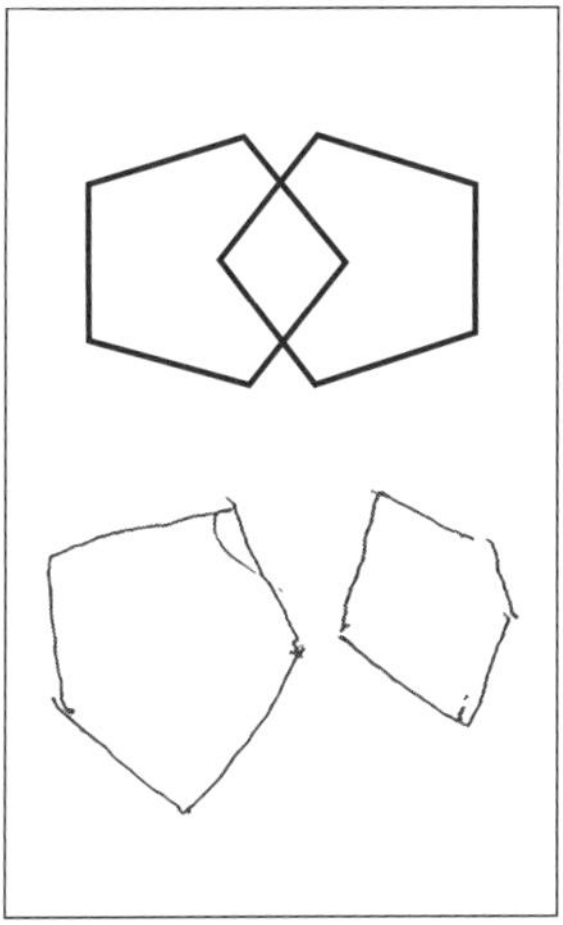

は、自分の描いた絵を見て、「どうも違っているなぁ」とは理解できても、どうしても同じように描くことができないのです。

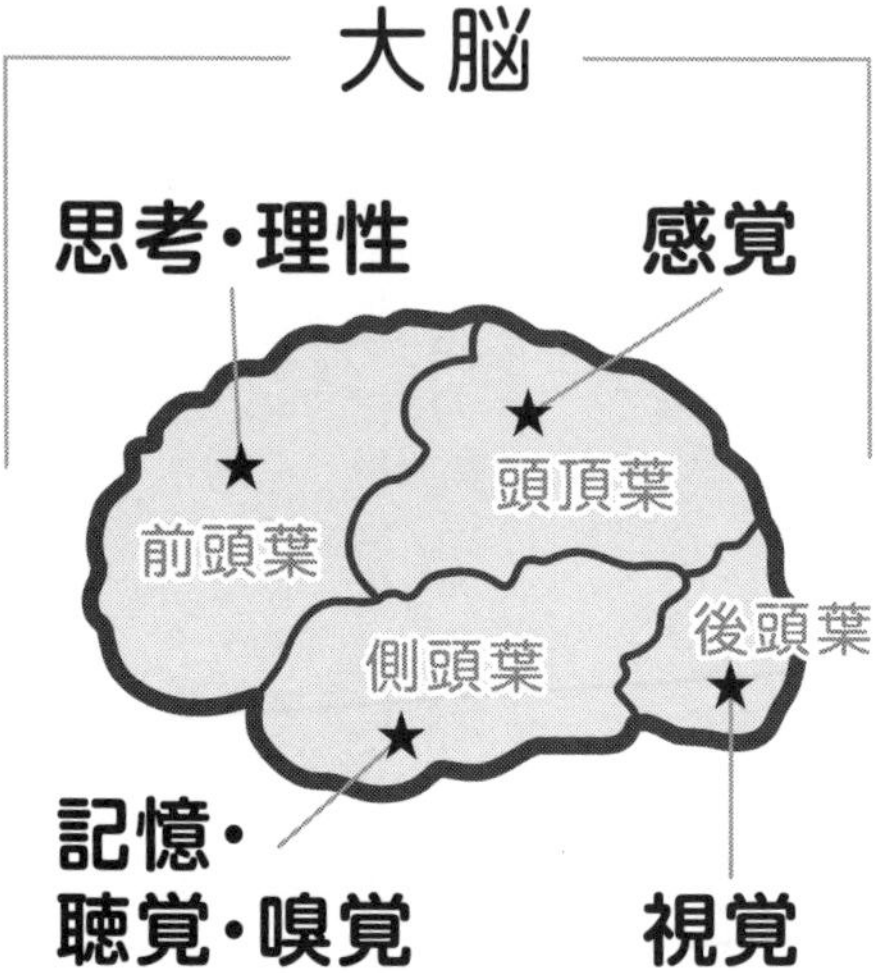

つまり、目から入った情報を認識する機能が低下している状態です。これは、脳の後頭葉の機能低下によって起こる認知症の症状のひとつです。

それから、頭頂葉と側頭葉の機能が低下すると、計算ができなくなります。

それでは、次の質問に答えてみてください。

「一〇〇引く七は？」

「一〇三」と答えた方はいらっしゃいますか？

正解は「九三」ですが、一瞬でも「答えは一〇三でいいのでは？」と思った方はいないでしょうか。だとしたら、少し注意が必要かもしれません。

認知症の方は、本来の〝引き算の解答を求めるという課題〟が頭の中で保持できず、設問の「一〇〇」という数字の印象と「引いたら三が残る」という印象だけが頭に残るため、九三ではなく「一〇三」という解答になってしまうのです。

このように、認知症の症状は、もの忘れだけではありません。脳のどの部分がダメージを受けているかによって症状が違ってきます。逆にいえば、どのような症状が出ているかで、脳のどの部分に問題があるか、おおよその推測がつくのです。

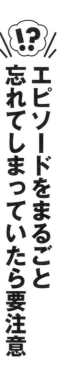

⁉ エピソードをまるごと忘れてしまっていたら要注意

「最近、人や物の名前が出てこないんです。『アレだよ、アレ・・・』って。頭の中に絵は浮かぶのに、名前が出てこない。認知症のサインじゃないかと心配です」

講演をしていると、参加者からこうした質問や相談をよく受けます。

結論から先に申しますと、**思い出したい名前の人物が、家族や親友、長年大好きな俳優や歌手なら病的なもの忘れの可能性が大。**一方、以前付き合いがあった程度の知り合いや、挨拶を交わす程度のご近所さん、特にファンというわけではない芸能人や有名人、こういった人物の名前が思い出せないのは、単なる加齢によるもの忘れの場合がほとんどで、関連のある事柄をきっかけに思い出せたり、しばらくしてからふっと思い出せれば、病的なもの忘れではありません。

名前はしょせん対象を識別するための単なる記号に過ぎません。対象との物理的、感情的距離が近ければ近いほど、その記号に様々な肉付けがなされて、具体的な存在となり強く記憶されます。したがって、距離が遠ければ遠いほど、関係性が薄ければ薄いほど、その人物の名前はほぼ記号ということになります。

一夜漬けで覚えた歴史の年号（＝記号）を、テストの終わりと共にすっかり忘れてしまう現象と同じことなのです。

家族が気づくレベルでの認知症の症状として、次のものがあります。

まず、同じことを何回も聞いてくる。本人が言ったことを忘れてしまっている場合です。

それから、食事を食べたことを忘れる。年配の方ならば、食事の内容を部分的に忘れたりすることはあるかもしれません。

「昨日の昼食の献立は?」と尋ねられ、「ごはん、味噌汁、煮物、お新香……」と挙げていって、「何か魚があったと思うけど……」というところまでは思い出せても、どうしても「サンマ」が思い出せなかったというようなケースですね。これは食事をしたこと自体は思い出せているので、あまり問題視する必要はありません。

認知症の方は、昼食を食べたこと自体を忘れてしまうのです。だから「私は昼食を食べてない」と言い張ったりします。

このように、**エピソードをまるごと忘れてしまったら要注意**です。

探し物が多くなるというのも黄色信号のひとつです。しまい込んで、どこにしまったか忘れてしまう。

お財布の中にも兆候が現れます。例えば、お札の減りが多くなって、小銭が増える。

これはどういうことかというと、お金の種類、価値といった概念がおぼつかなくなり、幾ら出せば幾ら残るかといった推測、検討ができなくなるため、「とにかく、一万円で払ってしまえば、足りないことはないだろう」と、何でもかんでもお札で支払ってしまう。

そこで大事になってくるのは、**普段から家族の様子を気に留め、よく観察しておくということ**です。

両親と別居している場合などでも、定期的に訪問したり電話を入れたりし、小さな変化を見逃さないことが、早期発見、早期治療につながります。あなたが相手に対し、電話での応対で、「その話は前にしたよね」といった言葉を頻繁に口にするようになったら、相手の方は認知機能が低下している可能性があります。

つまり、家族間のコミュニケーションがしっかりできている家族なら、認知症を早期に発見でき、早期治療を行うことができるということです。

⁉ 社会生活はきちんと送れているのに認知症？

認知症と診断されなくても、認知症の初期である場合があります。少しややこしいですから、分かりやすくお話しましょう。

「ちょっともの忘れがあるんじゃない？」と家族から指摘されたり、人や物の名前が思い出せないなどのもの忘れの自覚があっても、仕事や家庭生活はまったく問題なくこなせるケースがあります。

これを**「軽度認知障害（MCI）」**といいます。

軽度認知障害は、歳をとったことで生じるいわゆる「もの忘れ（＝これを**良性健忘**といいます）」と、認知症発病前段階の、「病気のサインとしてのもの忘れ（＝これを**健忘型**

MCIといいます)」とを含んだ状態です。

つまり、**軽度認知障害**とは、**もの忘れの自覚があるけれども、社会生活についてはまったく問題ない状態**です。

そのような兆候がみられたら注意が必要です。もしかすると認知症かもしれません。

認知症は早期発見が重要になってきます。

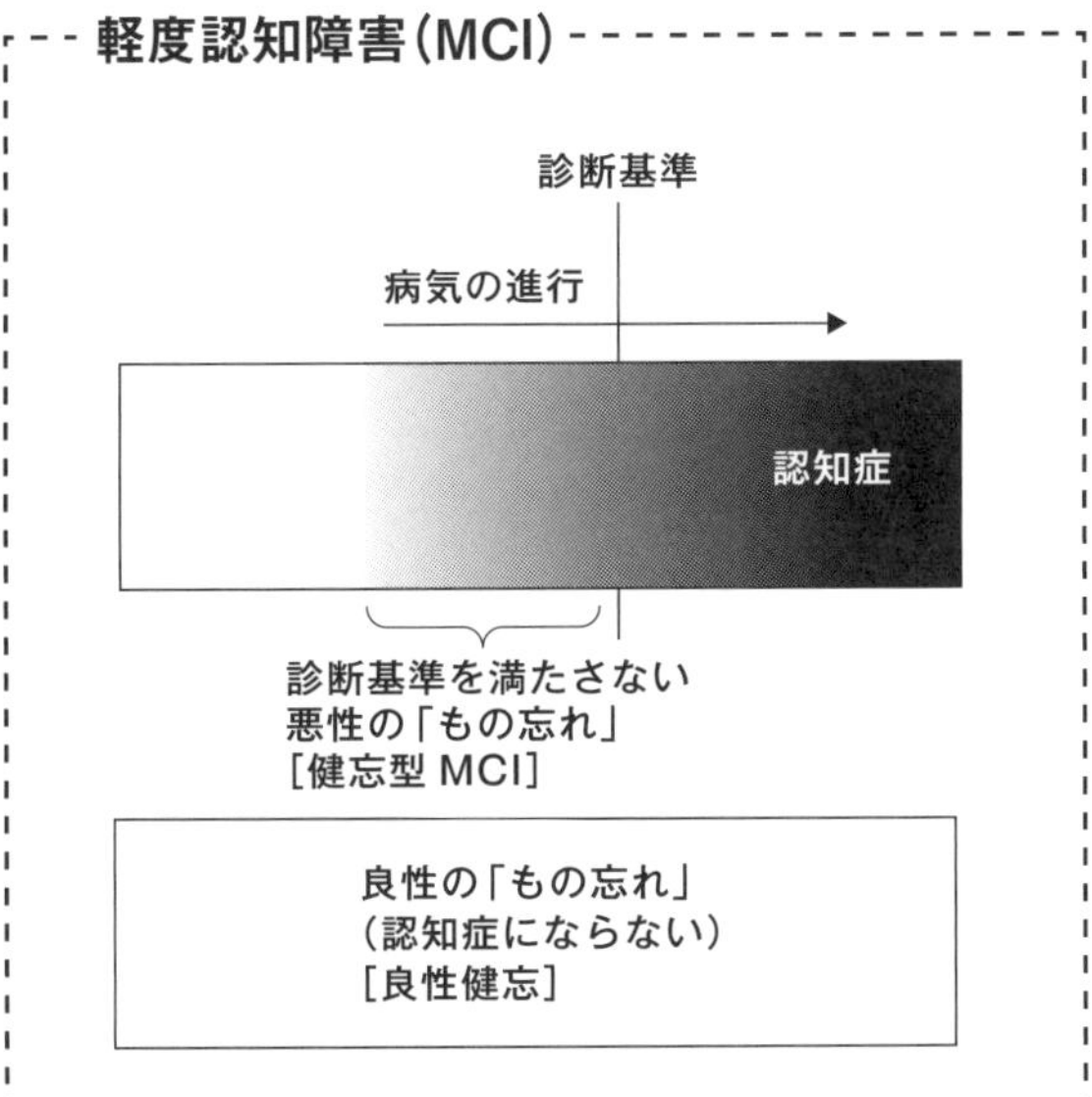

‼?もの忘れの症状で来院した方の約六割が認知症

私の経験では、**もの忘れ症状があって来院された方の六割ぐらいが認知症**で、約二割が軽度認知障害でした。残りの約二割の方は、認知症から除外される方です。精神的な病気の方が約一割、意識障害の方が約一割いらっしゃいます。

認知症は、何らかの原因があって脳がダメージを受けて生じる病態です。ですから、もともと脳の発達に障害のあった方（精神遅滞）などは、除外して考えなければなりません。

また、軽度認知障害の方の中の約四割は、病気ではない、加齢によって脳細胞が減少することで生じる良性健忘でした。

意識障害の方には内科を案内し（私の場合は内科医ですので自分で診てしまいますが）、精神疾患の方には精神科を案内しています。

認知症が治る場合もある——原因によっては一〇〇％治る可能性も

認知症は治らない病気であると思っている方は、とても多いのではないでしょうか。「認知症です」と診断されたら、死ぬまでゆっくり症状が進行していく——そんなイメージがあるかと思います。

前述したように、認知症は単一の病名ではありません。様々な病気がその原因になっています。

そして、その**原因によっては、一〇〇％治ってしまう認知症もある**のです。

以下の疾患は、一〇〇％治すことのできる認知症です。

①甲状腺機能低下症
②ビタミンB_{12}欠乏症
③正常圧水頭症

認知症性疾患の原因分類

(1) 脳血管障害（脳血管性認知症）
脳出血、脳梗塞等
(2) 神経変性疾患
①アルツハイマー病 （Alzheimer 病、Alzheimer 型老年認知症）
②非アルツハイマー型認知症 レビー小体病、前頭側頭型認知症、辺縁系神経原線維変化性認知症、嗜銀顆粒性認知症、運動ニューロン疾患に伴う認知症、進行性核上性麻痺、Fahr 病関連疾患、ハンチントン病　など
(3) その他の原因疾患
①内分泌・代謝性中毒性疾患 甲状腺機能低下症、下垂体機能低下症、ビタミンB_{12}欠乏症、ビタミンB_1欠乏症、ビタミンE欠乏症、ペラグラ、脳リピドーシス、ミトコンドリア脳筋症、肝性脳症、肺性脳症、透析脳症、低酸素症、糖尿病、高血圧症、高脂血症、アルコール脳症、薬物中毒　など
②感染性疾患 クロイツフェルト・ヤコブ病、亜急性硬化性全脳炎、進行性多巣性白質脳症、各種脳炎・髄膜炎、脳腫瘍、脳寄生虫、進行麻痺　など
③腫瘍性疾患 脳腫瘍（原発性、続発性）、髄膜癌種症　など
④外傷性疾患 慢性硬膜下血腫、頭部外傷後遺症　など
⑤自己免疫疾患・炎症性疾患その他 正常圧水頭症、多発性硬化症、神経ベーチェット症、サルコイドーシス、シェーグレン症候群　など

医学的な「良い」と
世間一般で使われる「良い」との違い

「先生、クラシック音楽は認知症に良いんですよね？ ○○先生に聞いたら、『そんなことあるわけない！』って、否定されちゃったんです。でも、雑誌には良いって書いてあったんですよ」という声をよく聞くことがあります。

ここで注意したいのは、医師が言う「良い（＝効果がある）」と世間でいわれるところの「良い」とでは、「良い」の意味合いが異なるという点です。

「医学的に良い」ということを端的にいうと、二重盲検下無作為割り付け試験という手法の研究を行い、得られたデータを統計処理します。その結果、統計学的根拠をもって改善したことが証明され、有名な学術専門誌に英語論文が載ると、初めて「医学的に良い」といえることになります。

一方、「世間の良い」は、統計学的検討がされていない“良かった例の報告”の集積にすぎません。ここに医師が使う「良い」と世間一般の「良い」との間に違いが生じるのでしょう。

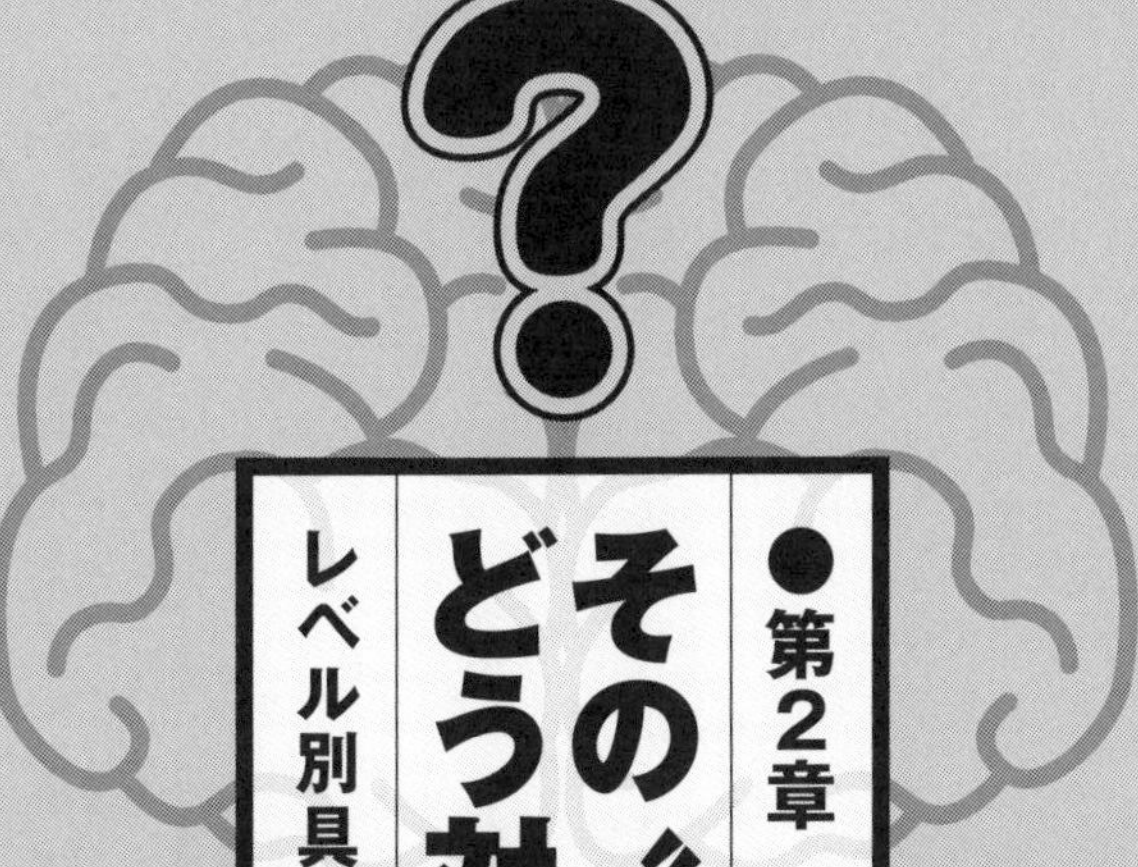

第2章

その"もの忘れ"にどう対処するか

レベル別具体的行動案内

!? 病院へ行くほどではないけれど……ちょっと相談しておきたい方

認知症かどうかわからない、病院に行くのは気が引けるけれど、誰かに相談はしたい――こんなとき、適切なアドバイスをしてくれる相談窓口を皆さんはご存知でしょうか。

一番身近な相談窓口として、各市町村区役所があります。

これらの公的機関には、**地域包括支援センター**が設置されており、〝地域住民の保健・福祉・医療の向上、虐待防止、介護予防マネジメントなどを総合的に行う機関〟と位置づけられています。

地域包括支援センターには、保健師、ケアマネジャー、社会福祉士といった各分野の専門のスタッフが配置されており、それぞれの専門性を生かして相互連携しながら利用者の相談内容に対応しています。

また、役所によっては、『もの忘れ相談窓口』といったコーナーを開設しているところもあり、**こうした行政機関に相談するのが一番簡単な方法**といえるでしょう。

その他にも、居住エリアの**「医師会」**や認知症患者さんおよび家族の方が組織されている**「公益社団法人認知症の人と家族の会」**[※1]や、**「レビー小体型認知症サポートネットワーク」**[※2]、厚生労働省の事業の一環として社会福祉法人仁至会認知症介護研究・研修大府センターに設置された**「若年性認知症コールセンター」**[※3]が電話相談を受け付けています。

こうしたメール相談や電話相談を利用することも有効な手段でしょう。

※1と※2は、電話相談のみ。
※3は、各エリアにより異なる（東京はメール相談のみ）。

！？ひょっとして認知症ではないか……病気ではないか心配な方

もの忘れがひどく、一度きちんと医師に診てもらいたい——とはいえ、病院のどの診療科に行けばいいか、迷われることと思います。

認知症を診る科としては、神経内科、精神科、老年内科、脳神経外科が挙げられます。

病院によっては、「もの忘れ外来」や「認知症外来」「メモリークリニック」といった看板を出して担当しています。

さらに踏み込んで、その病院に認知症専門医がいるかどうかを確かめられた方が良いでしょう。というのも、認知症専門医と一言でいっても、単純にその病院で認知症の患者さんを多く診ているから認知症専門医と称している場合があるためです。その医師は認知症患者を多く診た医師というだけであって、正確には認知症専門医ではありません。

本当の意味での**認知症専門医は、日本認知症学会あるいは日本老年精神医学会の認定を受けた医師**を指します。

自分が受診する医療機関、医師のバックグラウンドを確認することも大切です。

それぞれの診療科の違いを、私見ですが挙げてみましょう。

■診断に強い科

一位：神経内科および老年精神医学専門の精神科

二位：一般精神科

三位：脳神経外科

■全身の管理に強い科

一位：老年内科

二位：神経内科・脳神経外科

三位：老年精神医学専門の精神科

四位：一般精神科

■認知症に伴う心理行動障害（幻覚や妄想、暴力など）の治療に強い科

一位：老年精神医学専門の精神科

二位：神経内科

三位：一般精神科

四位：脳神経外科

■正常圧水頭症や脳腫瘍などの外科的治療に強い科
脳神経外科

どんな病気も正確な診断があってこそ治療が成り立つわけですから、診断に関しては、**認知症専門医の資格を持った神経内科医や老年精神医学専門の精神科医がいる病院を受診するべきでしょう。**

!? 暴れてしまって手に負えない……緊急事態への対処法

ある日突然、家族が「財布を盗っただろう！」などと言って、他の家族に暴力を振るう。暴れてしまって、病院に連れていくこともできない……。

このようなケースは決してまれなものではありません。

さて、どう対処すればいいと思いますか？

こんなとき、家族ができることは限られています。無理に対応しようとすると、自分がケガを負う可能性もあります。

こういうときには無理をせず「二四条通報」というシステムを利用して、警察官を呼びましょう。

これは、精神保健福祉法という法律の第二四条に基づくもので、警察に通報すると、行政が動き、患者さんを病院へ連れて行ってくれます。

その後、法的な資格を持った精神科医二名が診察し、必要に応じて入院治療が開始される仕組みです。

覚えておいていただきたいのは、こうしたケースは、認知症の初期の場合でも十分起こりうるということです。

家族内の問題に警察を呼ぶということに抵抗があるかもしれません。

しかし、**本人にとっても家族にとっても、被害をそれ以上大きくしないためには、思い切って警察へ通報する勇気も必要**です。

いざというときのために……
認知症に備えておきたい方

別にもの忘れが気になるわけでもないけど、もし自分がそんな状況に陥ったら――そのような心配をされている方に、最も適切なアドバイスがあります。

相談先一覧
いざというとき、ぜひ活用してください。

相談先・情報サイト一覧	
行政機関	
地域包括支援センター	一番身近な相談窓口として、各市町村、区役所に設置されています。
もの忘れ相談窓口	居住地によりますが、役所や保健所内に設置されているところが多いです。
医療・福祉系サービス	
医師会	居住エリアにもよりますが、認知症相談窓口などを開設している医師会があります。
認知症の人と家族の会「認知症の電話相談」	電話番号0120-294-456、月～金の午前10時から午後3時まで。
社会福祉法人仁至会 認知症介護研究・研修大府センター「若年性認知症コールセンター」	国の厚生労働事業の一環として行われている電話相談コーナーです。電話番号0800-100-2707、月～土の午前10時から午後3時まで。
情報サイト	
レビー小体型認知症サポートネットワーク	http://www.dlbsn.org/
e-65.net（イーローゴ・ネット）	http://www.e-65.net/
笑顔とこころでつながる認知症医療	https://www.egaotokokoro.jp/

とにかく気になる部分だけで結構ですので、本書を読んでみてください――という

ことです（笑）。

パソコンをお持ちでしたら、インターネットを利用した情報の入手も可能です。**「レビー小体型認知症サポートネットワーク」**や、**「e-65.net（イーローゴ・ネット）」「笑顔とこころでつながる認知症医療」**といった製薬メーカー提供の無料オンラインサイトは、信頼できるサイトです。

!? 認知症ではないもの忘れ除外されるケース

来院される方の中で、認知症と似たような症状がみられる場合が幾つかあります。

認知症の診断にあたっては、はじめにそれらを除外して考えなければなりません。

まず、精神遅滞がある場合です。そういう方は、幼い頃に知能検査でそう診断されていますから、まず除外して考えられます（ただし、そういう方が認知症を発症している場合もありますから、医師は状況を詳しく把握する必要があります）。

うつ病、統合失調症といった精神的な病気も除外されます。

こうした精神疾患では、脳内伝達物質のバランスが乱れ、脳の機能が落ちることで注意力が低下し、「人の話を聞いていない」ために、もの忘れと似た症状が現れるわけです。

また、体の病気に伴って起こる意識障害も除外されます。

診察の際に、その症状が認知症の領域なのか精神疾患の領域なのか、線引きをしっかりする。だからこそ、認知症に詳しい専門医の正確な診断が必要になるわけです。

ですから、はじめに病院の何科を受診するかということも重要になってきます。

例えば、**もの忘れの症状があって精神科を受診すると、実際には認知症なのに「うつ病」と誤診されてしまうケースが多々あります。**

どこの科を受診するか、その科に認知症専門医がいるかどうかということが重要になってきます。

餅は餅屋――最も頼りになるのは〝認知症の専門医〟

何でもそうですが、歯の具合が悪ければ歯科医に診てもらうでしょうし、眼の調子が良くないなら眼科医に診てもらうでしょう。それと同じように、**認知症が疑われるなら、認知症専門医に診てもらうのが最善の道**です。

認知症専門医は、日本認知症学会や日本老年精神医学会の専門医試験に合格し、正式に認知症専門医の認定を受けた医師のことです。

非専門医と何が違うかといえば、**病気や治療、介護やマネージメントに関する知識量と症例経験数が圧倒的に違う**といえるでしょう。

茶道や華道には様々な流派があります。お師匠さんのもとで修行を積み、研鑽を重ね、その道を究めて行くわけですが、医療の世界でも同じことがいえます。

各疾患の大家に弟子入りし、師匠の指導の下に神経の解剖から神経病理学、画像診断学（実際に放射線科に出向して学ぶ）、薬理学や生理学、体系的な疾患に関する学問を学び、臨床、研究に関して経験と研鑽を積むわけです。

私の場合ですと、レビー小体型認知症の発見者である横浜市立大学名誉教授の小阪憲司先生が師匠で、小阪流門下ということになるでしょう。

こうした経験が、例えばＭＲＩなどの脳の画像の見方の違いとして現れてきます。

神経の解剖や神経病理学の素養があるということは、実際の患者さんの脳の標本を見ています。本物の脳を見たことがあるからこそ、二次元の画像を見てもそこに奥行きを見てとれるというか、顕微鏡で見たらこういう所見があるだろうなと、推測がつくようになるのです。そうすることで、患者さんの病態をより良く把握でき、治療や介護のプランを立てる際に生きてくるわけです。

認知症専門医を探すには、日本認知症学会や日本老年精神医学会のホームページを検索し、専門医一覧を確認していただき、その医師がどの規模の病院に所属して、専門外来を開設しているかを確認してみると良いでしょう。

■日本認知症学会
http://dementia.umin.jp/
■日本老年精神医学会
http://www.rounen.org/

⁉ もの忘れが気になる家族をどうするか

ご自分のもの忘れが気になる方は、行政の相談窓口へ行く、専門医のいる病院へ行くなど、本書を参考にして、どうすべきか決めていただければ良いと思います。

問題なのは、家族にもの忘れの症状が出ている場合です。

誰でも自分の衰えは認めたくないものですし、もし認知症と診断されてしまったら……という不安もあるでしょう。

しかし、認知症であったならば、放っておけばおくほど、症状は悪化してしまいます。

無理に病院へ連れていったり、ごまかして連れていったりしても、その後の本人と家族の信頼関係に支障が出てしまう懸念があります。さらには治療を

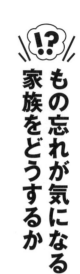

進めていく面でも問題が生じてしまいます。

これはひとつのアイデアですが、**認知症の脳ドックを誕生日のプレゼントとして贈る**という方法はいかがでしょうか。

「お父さんがこれからもずっと元気で健康でいられるように」という気持ちを込めて、「もの忘れドック（メモリードック）」（脳ドックと認知機能評価を一〜二日で行う）などの脳ドックを予約してみる。

病院を受診するというと構えてしまいますが、人間ドックなら気楽に受けることができる方も多いようです。

実際、「私も受けるからあなたも一緒に」と、ご夫婦で検査を受ける方もいらっしゃいます。

その他、厚生労働省の事業の一環として、お住まいの地域にある市町村区の保健・福祉行政担当の部署や地域包括支援センターに**「認知症初期集中支援チーム」**が設置されています。ご家族が医療機関への受診を拒否している場合、こうしたチームにお願いして受診までの段取りをつけてもらうのも良いでしょう。

⁉ 両親が遠方にいる場合の対処法

医療の都市偏重は、日本全体の医療の課題と言わざるをえません。都市部と同じような水準の医療を地方で受けることは難しいのが現状です。

例えば、年老いた両親が遠方に住んでいて、さらにその地域が医療面で遅れている場合、心配なことと思います。では遠方にいる場合は、何もしてあげられないのでしょうか。

そんなことはありません。

両親のためにできることは、遠く離れていてもあります。

まず、**両親の居住する地域にある行政の相談窓口などを確認し、あなた自身が知っておくこと**です。知っておけば、何かあったときには、そこへ行くようにアドバイスができます。

それから、各居住エリアの医師会には、「認知症サポート医」というものがあります。地域の認知症に係る地域医療体制の第一線で、窓口となってくれる医師のことです。両親のかかりつけの病院に、認知症サポート医がいるかどうかを確認しておくのも良いと思います。ホームページなどで確認できなければ、直接電話で確認しても構いません。

その際、その地域では、認知症患者に対してどのようなサポートを行っているのかも、その病院の医療相談室に確認されておいた方が良いでしょう。ケアの体制が行政単位で確立されているかなど、地域によって差がありますので。ちなみに、ご両親が居住されている地域の「認知症初期集中支援チーム」に電話で相談するというのも、現実的な手段のひとつです。

両親宅へ訪れたときなどに、近隣の方々や近くに住む親戚などに、両親の身に何かあった場合に連絡してくれるよう、連絡先を伝えておくことも大切だと思います。

逆に両親を旅行がてらあなたの居住地に呼んで、都心の認知症専門医のいる医療機関で、メモリードックを受けてみるのも良いと思います。

いずれにしても重要なのは、両親が認知症にかかってしまった場合の対処方法を、まだ発症していないときから考えておくということです。〝転ばぬ先の杖〟ということですね。

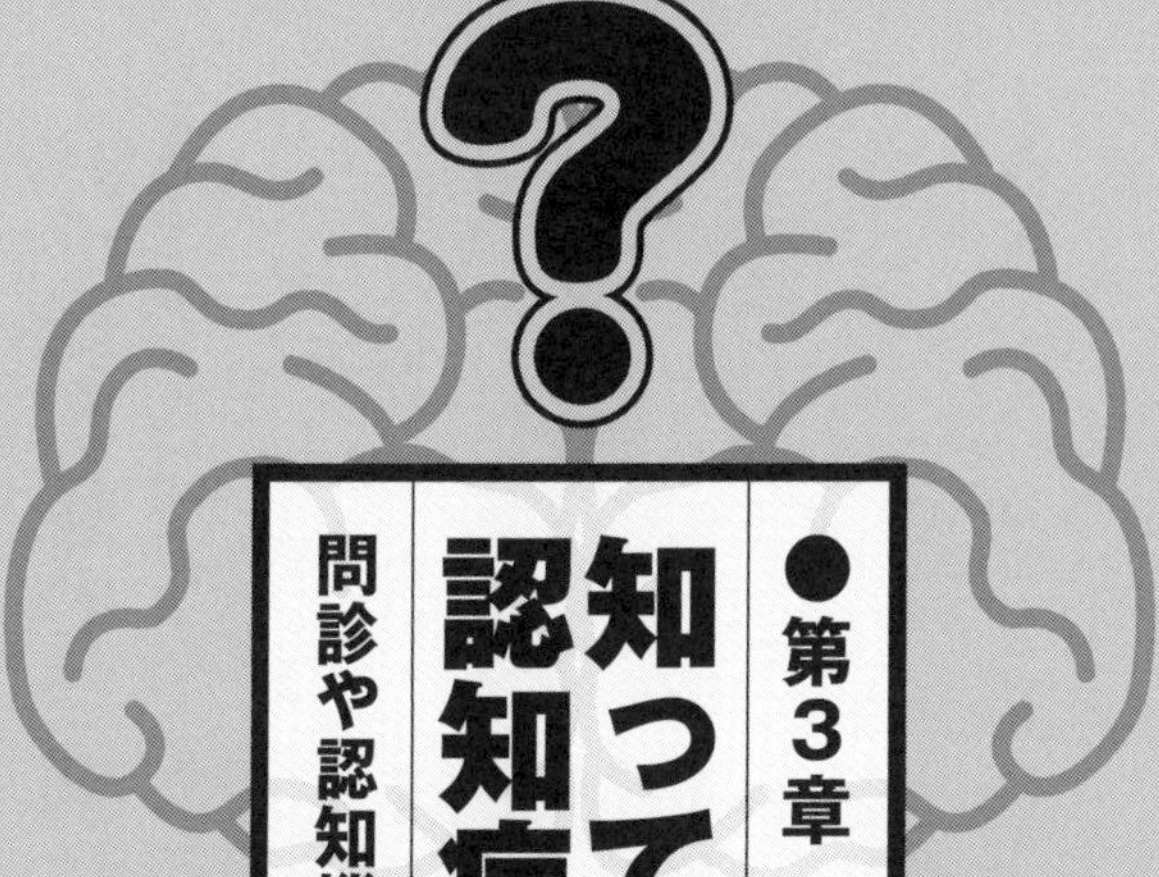

●第3章

知っておきたい認知症の検査と治療内容

問診や認知機能検査の実際

!? 認知症の告知はショック……でもラッキーともいえる

診察の結果、本人に「認知症である」と告知した方が良いのか、それとも告げない方が良いのかは、議論が分かれるところだと思います。これはがん告知の問題と同じです。

認知症と告知されることは、本人はもとより家族にとっても、とてもショックなことです。

とはいえ、認知症の方には、診断後、リハビリに取り組んでもらったり、きちんと薬を飲んでもらう必要があります。**先のことを考えると、私は本人に認知症である**

と告知した方が良いと考えています。

来院される方は認知症の初期段階や軽度認知障害の患者さんが多いですから、そういう患者さんに、私は**「早期に発見できて良かったのですよ」**とお伝えしています。

認知症の治療は、薬の力が六割、患者さんの努力が四割だと思っています。もちろん患者さんだけが頑張るのではなく、家族の方や医師、介護職も含め、全員野球で少しでも患者さんのためになる方向で治療に参加していくわけですが。

いずれにしても、**状況を少しでもポジティブに捉えること**が、その後の治療に良い影響を与えていくのだと思っています。

!? 初診時の問診はどのように行われるか

もの忘れが気になって病院へ行った場合、まずは問診から始まります。

受診や検査には、必ず家族の方も付き添ってください。 認知症の診断には、普段から患者さんの様子を見ている周囲の方々からの情報が非常に重要になるからです。

私の場合は、問診は本人と付き添いの家族と別々で行っています。**本人と家族の方を一緒に問診しますと、どうしても本人が家族を頼ってしまう**からです。

私が「お幾つですか?」と質問すると、「私、何歳だっけ?」と家族に聞いてしまう。家族の方々も初めての経験ですから、「しっかりしてよ、お母さん、八二歳でしょう」などと、それに答えてしまう。そうなると正確な診断ができなくなり、問診の意味がなくなってしまいます。

ですので、基本的にはまず本人ひとりで診察室へ入ってもらいます。ただ、じっとしていられず暴れてしまうような方に関しては、家族に同席していただき、「これからうかがうことについては、一切お答えにならないでくださいね」と、あらかじめ本人にお伝えします。

本人の問診が終わった段階で、家族の方にも診察室へ入ってもらいます。そして、今度は家族の方に本人の状況をうかがいます。そこでは、本人が語る日々の生活と、家族の話す本人の生活とのズレを見ていきます。

⁉ 問診のときにどのようなことを尋ねられるか

問診のときに尋ねることとしては、例えば主婦の方でしたら、「お食事は今でもAさんがちゃんと作っているのですか?」という聞き方をします。つまり、家事をやっているかどうかをうかがいます。

本人が「先生、私毎日作ってますよ、主婦ですからね」と言ったとしましょう。

次に同じことをご主人に、「ご主人どうですか、奥さんは毎日食事を作ってくれますか?」とうかがいます。そうすると、「何言っているんだ、ぜんぜん作ってないだろう。最近はぜんぶ私が作っているじゃないか」という答えが返ってきたりします。

両者の話のズレから、本人の症状の段階がうかがえるわけです。

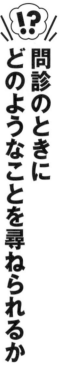

男性の場合は、趣味のことや町内会の活動など、社会活動に関することをうかがいます。

例えば、「囲碁クラブに週一回通っています」と答えたとしますと、そのことを次に奥さんにうかがいます。

すると、「最近ぜんぜん通ってませんよ」という答えが返ってきたりします。

これを受けて本人に「奥さんが最近はぜんぜん行ってないと言ってますが、どうなんでしょうか？」と再度確認します。

本人は「いや、最近は風邪気味だったから……」などといって、その場を取り繕おうとしたりすることがあります。

何か理由をつけて「取り繕う」言動を、**「取り繕い応答」**といいます。これは、ごまかしているわけではなく、**欠損した記憶を別の記憶で補おうとすることで生じる、まさに認知症のサイン**なのです。

!? 患者さん本人の前では言いにくいことを伝える方法

家族の方が、患者さん本人と一緒だと言いたいことが話せないというケースがあります。心情的によく分かります。

そのようなことが予想されるときは、患者さんの**自宅での様子や問題点などを箇条書きにしたメモを、診察前に読んでもらえるよう、受付に渡しておく**といいと思います。

私の場合、先に渡されたメモを一読しておいて、患者さんには検査などに行ってもらい、その間に介護者の方と話をしています。

⁉ 認知症の診断には、患者さんの生活歴も重要な要素

認知症の診断にあたっては、その方がどのような経歴を持っているかということも、非常に重要になってきます。

私は診察の際に、その方の最終学歴や携わってきた仕事の内容などをうかがうようにしています。

ご本人がそれまでどのような生活を送ってきたのか、そして今、それがどれくらいできなくなっているのかという**「以前」と「以後」とのズレを把握することが、正確な診断をするためには必須の情報になる**ためです。

また、認知機能検査（後述）の際にも、こうした情報は大切になってきます。認知機能検査では、「お名前は?」「今いる場所は?」というような簡単な質問をします。ですので、患者さんの中には、「バカにしているのか」とか「答えたくない」といった反応を示す方もいらっしゃいます。

ここで認知症専門医としての一工夫！　私は患者さんの経歴やお人柄によって、質問の仕方を変えています。

例えば問診の際に「プライドが高そうだな……」という印象を持った場合は、「こんな簡単な質問で申し訳ないですが、一応させてください」と伝えてから、質問をします。

とても緊張している方や人見知りの方などには、「何かを評価するわけではなく、脳のどの部分に問題があるかを調べるための質問ですから、緊張せずに答えてくださいね」などとお伝えし、安心してもらうようにしています。

正しい診断をするという目的があってのことですが、よくよく考えれば、相手の立場や人となりによって言葉遣いに配慮することは、日常生活でもごく当たり前のことですよね。

⁉ 認知症の検査ではこんなことをする

問診の後、大きく次のような検査が行われます。

問診
←認知機能検査（改訂長谷川式簡易知能評価スケール、MMSE）
←血液検査
←形態画像評価（CT、MRI）
←機能画像評価（SPECT／PET）

この中でも血液検査は、重要です。

治る認知症は、血液検査で簡単に分かるからです。

認知症専門医は必ず血液検査を行い、甲状腺機能やビタミンB群といった内分泌・

代謝性認知症の可能性を除外します。

逆に言えば、血液検査をしなかったために、治る認知症が見逃され、アルツハイマー病などと誤診されてしまう可能性も高くなるということです。

脳の画像を見る検査としては、CTやMRI（脳の画像で形の変化を見る検査）と、SPECT／PET（脳の細胞の機能［活動性を見る］検査）があります。

SPECTは、大学病院や総合病院等の大きな病院で受けることができます。脳の血流を介して神経細胞の機能低下部位を画像で確認します。アルツハイマー病も、まだ症状が出ていない段階で、六〇～八〇％の確率で発見することができます。

!? 必ず行われる口頭による質問形式の検査（認知機能検査）

認知症の診断には、必ず認知機能検査が行われます。

認知機能検査とは、認知機能の低下と脳のどの部分の機能が低下しているかをみるために行うもので、医師や臨床心理士により、主に口頭で行われる質問形式の検査です。

認知機能検査は通常、初診の日に行います。その後、画像検査を受けていただき（画像検査は予約が必要です）、認知症かどうかを総合的に判断していきます。

主な認知機能検査には、**「改訂長谷川式簡易知能評価スケール」**と**「MMSE (Mini Mental State Examination)」**の二つがあります。

改訂長谷川式簡易知能評価スケールは、比較的簡便に行うことができるため、多くの病院で採用されています。

「お歳はいくつですか?」「今日は何年何月何日ですか? 何曜日ですか?」「一〇〇から七を順番に引いてください」「これから言う数字を逆から言ってください」「知っている野菜の名前をできるだけ多く言ってみてください」等の九つの質問をし、それぞれを点数化して評価します。

三〇点満点中、二〇点以下の状態は認知症が疑われます。

もうひとつのMMSEは、年齢、今日の日付等を長谷川式と同じように聞きますが、図形を描いていただく等の項目があります。

ＭＭＳＥで三〇点満点中、二四点以下で認知症が疑われます。

参考までに、巻末に**「自己記入式記憶テスト（Test Your Memory-J）」**を掲載しました（P154）。このテストはひとりでできるので、試しにやってみることをお勧めします。

ただし、正しい診断のためには、医師による検査を受けるようにしてください。

軽度認知障害と診断されたら……

良性健忘以外の軽度認知障害は、認知症の前段階であり、数年後には認知症になるという〝黄信号〟の状態です。

軽度認知障害の方には、認知症予防の観点から、食生活等の生活指導を行います。**食事については、活性酸素を除去するような、ビタミンD、ビタミンC、オメガ脂肪酸などを摂取するように勧めます。**サプリメントなどで摂っていただく場合もあります。

通院していただき、一年後に脳の血流を検査（SPECT）し、病変部位がどうなっているかを確認します。拡大していれば、認知症の薬を飲み始めるなどの治療を行います。

少しややこしい話ですが、病気を診断する際、診断基準というものがあります。その基準を満たして初めて「アルツハイマー病」と診断されるわけです。同様に認知症の診断基準を満たして初めて「アルツハイマー型認知症」と診断されます。したがって、アルツハイマー病の診断基準は満たしているけれど、認知症の診断基準を満たしていなければ、その方に「アルツハイマー型認知症を発症しています」とはお伝えしません。アルツハイマー病が原因の軽度認知障害となります。

軽度認知障害とは言っても、アルツハイマー病が原因で生じていれば、「アルツハイマー病」に罹患しているわけです。

ここに、病気の持つ印象と診断基準上の定義、実際の病状とのズレがあります。

いずれにしても、**何らかの疾患が原因となって認知症の発症段階にある軽度認知障害と診断されたら、発病予防のための生活改善が必須になります。**

⁉ 治療で重要なのは、困っている症状に優先順位をつけること

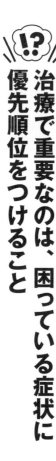

認知症の治療で重要なことは、早期発見・早期治療です。これは言うまでもありません。

そして、**認知症の治療の中心は、薬物療法と認知リハビリテーション**です。


ですから、認知症と分かった以上は、その原因を突き止め、それに応じた処方薬をすぐに使っていくことになります。現在、治療可能な認知症（甲状腺機能低下症等）を除いて、その他の認知症を根本的に治す薬はありません。

今ある認知症治療薬は、症状を抑制し、進行を抑えることを目的としたものです。


治療の際に大切なのが、治療すべき病気に優先順位をつけることです。

例えば、レビー小体型認知症は、幻覚・妄想、うつ状態、体がうまく動かせなくなるといった色々な症状が現れます。それらをいっぺんに治そうとして、幻覚を抑える薬と体を動かせるようにするための薬を同時に使うと、それらは相反する作用をする薬なので、かえって症状が悪くなる場合があります。

私は治療の方針を決めるとき、本人と家族に「今、一番困っている症状は何ですか？」とうかがうようにしています。

もっと動けるようになりたいのか、幻覚に苦しんでいるのか。

本人が「もっと動けるようになりたいんです」と言い、家族が「そうね、その方が介護が楽になるしね」と同意するのであれば、まずそこから治療をスタートすることになります。幻覚があったとしても、まずは運動症状を改善させて、ある程度落ち着いた段階になったら幻覚を治していくという順序をとります。

考えてみてください。患者さんが重症肺炎を併発しているような場合は、まず肺炎の治療が優先されますよね。

その場その場で、患者さんにとっての優先順位をつけて判断していきます。

!? 最も良いリハビリは、楽しく誰かと話すこと

認知症治療のもうひとつの柱が、認知リハビリテーションです。

実情を言うと、認知症の中核症状である注意力や記憶力といった、認知機能そのものを向上させるリハビリテーションは、現在、残念ながら存在しません。

では、何のための認知リハビリテーションなのでしょうか。

リハビリは、認知機能そのものの向上を図るのではなく、からだの機能の衰えを防ぎ、残っている機能を保つことで二次的に認知機能を向上させる可能性のある回想法や学習の効果は否定できません。

これに関しては、**快刺激（自分にとって心地よい快適なストレス＝負荷）を与えることで、脳全般が活性化され、これが意欲や情動の発動、学習能力の向上に寄与するとされています。**

以下に、山口晴保群馬大学医学部保健学科教授（日本リハビリテーション医学会専門医）が指摘されている認知リハビリテーションの原則を挙げておきます。

①快刺激であること
②他者とのコミュニケーション
③役割と生きがいの付与
④正しい方法を繰り返しサポート

ちなみに、リハビリの有効性は、リハビリの方法や種類よりも、この原則が順守されているか否かに関わってくるといわれています。

【認知リハビリテーション例】

●会話……相手に意思を伝え、問いに応じた返答をすることで、脳の活動を活発にします。

●作業……本を見ながら料理を作ったり、買い物に行ったり、囲碁や将棋など他者と交流しながら脳を使う作業が効果的です。編み物のようにひとりで黙々と続ける作業は前述の理由から、あまりお勧めできません。

●外出……散歩、外食、旅行、コンサート、芝居など、目や耳、口から脳に送られる刺激が多いほど、脳が活性化され、認知機能の改善につながります。

漢方薬で認知症が良くなる？

最近、「認知症を治す漢方薬があるって聞いたんですけど、出してもらえますか？」といった相談をされることがあります。「抑肝散《よくかんさん》」や「抑肝《よくかん》散加陳皮半夏《さんかちんぴはんげ》」と呼ばれる漢方に関しては、認知症に伴う心理・行動異常（怒りっぽい、幻覚や妄想、徘徊などのこと）を顕著に改善させることが、全国規模の臨床研究の結果から証明されています。しかし一方で、認知機能障害そのものへの改善効果は明らかにされませんでした。

ですから漢方薬は、認知症そのものを治すとはいえませんが、それに付随する周辺症状については治すといえるでしょう。

ちなみにこうした漢方薬が、アルツハイマー病の原因となる異常なタンパクのひとつ、アミロイドβの生成を阻害するという基礎研究も報告されています。

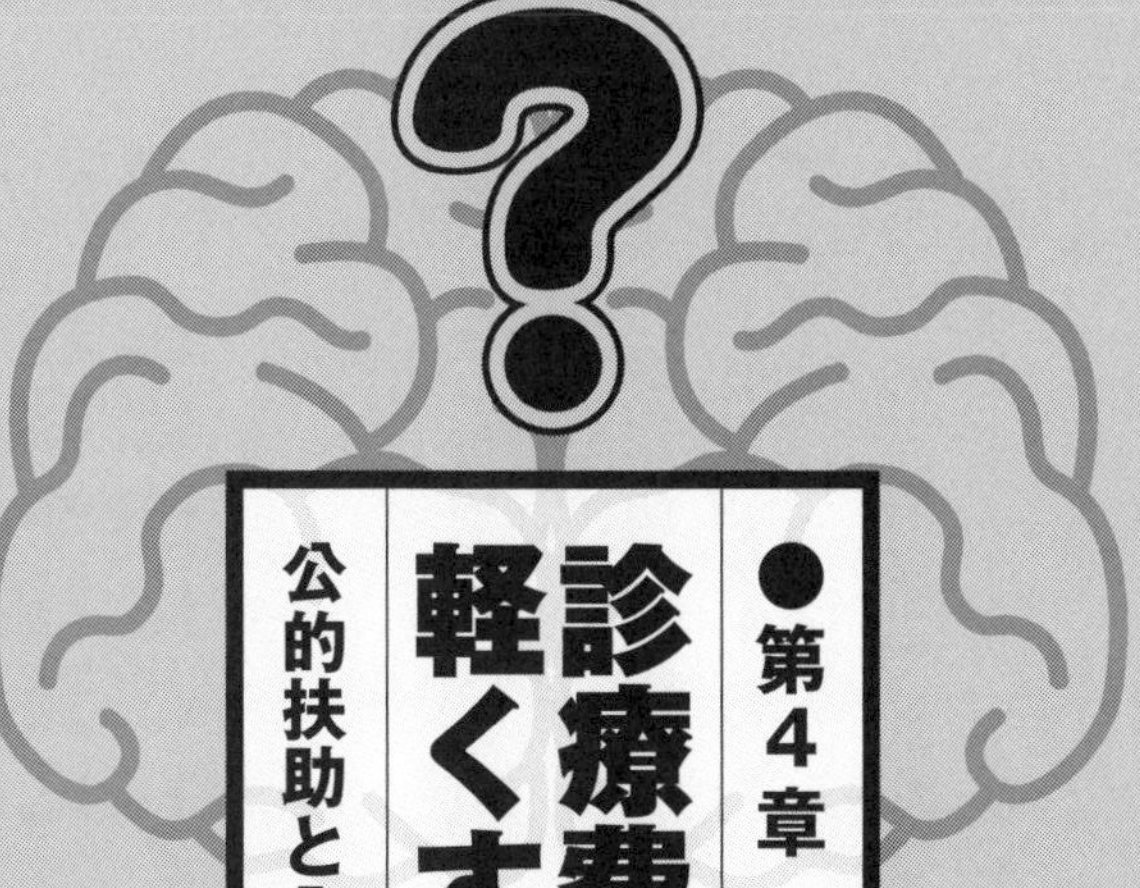

●第４章

診療費の負担を軽くするコツ

公的扶助と入所施設の話

!? 診察や検査には具体的にどれくらいの費用がかかるか

日本人はお金の話を避けたがる傾向があります。しかし、**病気になって治療しなければならないとなったら、先立つものはやっぱりお金です。**

本書はなるべく具体的に、ホンネで書くことを念頭においていますので、診察や検査にかかる諸費用についても、ズバリ書いておきます。

日本は保険診療を行っており、医療費改定に伴って、多少金額が変わってきます（ここでの金額は二〇二〇年一月現在のものです）。

まず、初診料は二、八八〇円。再診料が七四〇円。

認知症レベルにあるのか否かを評価する認知機能検査が三、六〇〇円。

初診の血液検査が一九、八七〇円（一割で一、九九〇円、三割で五、九六〇円）。

頭部のMRI検査が一九、〇〇〇円（一割で一、九〇〇円、三割で五、七〇〇〇円）。

SPECTが八一、六八〇円（一割で八、一七〇円、三割で二四、五〇〇円）となります（医療機関により検査内容が異なるため、値段は多少前後します）。

ただ、当然、各種検査は医療保険が適用されるので、ルーチンの検査に対して実際に払う額は、一割負担で一二、四一五円、三割負担で三七、二四五円程度となります。

私の場合、初診では認知機能検査と血液検査を行い、SPECTとMRIは後日に行います。その後、これらの結果説明を行う再診と分けていますので、初診時は二六、三五〇円（一割で二、六三五円、三割で七、九〇五円）、SPECTとMRIの検査目的での受診時に、これらの検査代として一〇〇、六八〇円（一割で一〇、〇六八円、三割で三〇、二〇四円）、結果説明の再診では、再診料七四〇円（一割で七〇円、三割で二二〇円）に、お薬による治療が必要となると、処方箋料として六八〇円（一割で七〇円、三割で二〇〇円）が加わるため、一割負担の方で計一四〇円、三割負担の方で四二〇円必要となります。ちなみに、保険請求上、一円単位は四捨五入されます。

!? 知らないと損をする介護保険の仕組み

介護保険についても、必要なことだけを簡単に説明しておきましょう。

まず、介護保険は満四〇歳以上の方が対象となります。六五歳以上を第一号被保険者といい、四〇歳から六五歳未満の医療保険加入者を第二号被保険者といいます。注意すべき点として、生活保護を受けている場合は第二号被保険者にはなれません。

認知症に対する新国家戦略「新オレンジプラン」が策定

介護保険の対象者

第一号被保険者	65歳以上の方 (生活保護を受けている方を含む)
第二号被保険者	医療保険加入の40歳以上65歳未満で特定疾患に該当する方
※生活保護を受けている方は第二号被保険者になれない(生活保護費で賄われる)。	

され、二〇一五年四月より制度改正がなされました。

介護サービスを受けられる特定疾患

悪性新生物（がん）注）	
神経内科系	●初老期における認知症 ●進行性核上性麻痺、大脳皮質基底核変性症、パーキンソン病（パーキンソン病関連疾患） ●脊髄小脳変性症 ●脊柱管狭窄症 ●早老症（ウェルナー症候群） ●多系統萎縮症 ●糖尿病性神経障害、糖尿病性腎症、糖尿病性網膜症 ●脳血管疾患
整形外科系	●関節リウマチ ●後縦靱帯骨化症 ●骨折を伴う骨粗鬆症 ●両側の膝関節または股関節に著しい変形を伴う変形性関節症
呼吸・循環器系	●閉塞性動脈硬化症 ●慢性閉塞性肺疾患
その他	●筋萎縮性側索硬化症

注）医師が一般に認められている医学的見地に基づき回復の見込みがない状態に至ったと判断したものに限る。

第二号被保険者は、前ページの表の疾患（特定疾患といいます）により介護が必要となった場合のみ、介護保険によるサービスが受けられます。

介護保険の手続きは、とても簡単です。

まず、患者さんの住民登録がある市区町村の役所に行きましょう。介護保険を担当する窓口へ行き、そこで要介護認定申請書をもらいます。

患者さん（要介護者）の氏名、住所、生年月日、申請をする人の氏名と生年月日、住所、患者さんの指定する主治医の名と主治医が所属する病院名を記載し、その場で提出します。

その後、市区町村等の調査員が家庭を訪問して、本人と家族から聞き取り調査を行います。

あとは、行政機関より「介護保険主治医意見書」が指定された主治医の下に届き、主治医がこれに記載して返送。介護認定審査会で審査され、役所に足を運んでから大体一か月半くらいで利用できるようになります。

介護サービス利用までの流れ

要介護認定の申請
←
認定調査・主治医意見書
←
審査判定（一次・二次判定）
←
認定

⁉ 介護保険で受けられるサービスはこんなにある

認知症になった場合に受けられる代表的なサービスに、介護保険利用による各種サービスが挙げられます。介護保険制度は、二〇〇〇年四月から始まった「介護が必要な状態になった患者さんに保健・医療・福祉サービスを提供し、社会全体で支えることを目的とした社会保障の仕組み」です。

介護保険は自己申請型のサービスですので、残念ながら待っていても行政は何もしてくれません。ご自身あるいは介護者が、居住する区役所や市役所の介護保険係に申請しに行く必要があります。

介護保険係は、行政機関により名称が異なりますので、総合案内で「介護保険の申請に来たのですが、どうすれば良いでしょう？」と尋ねてみてください。

どのサービス内容を利用するか、どのように申請するか、自分たちで悩む必要はありません。介護保険を申請すると、自動的にその被保険者さん担当のケアマネジャー（介護保険支援専門員）が決まります。よくケアマネと略称で呼ばれる職種です。聞いたことがあるのではないでしょうか。

ケアマネジャーは、患者さんの状態を診て、主治医の意見、介護者さんの希望を聴取し、最適と思われる介護プランを提案し、マネージメントしてくれる存在です。ですから、具体的なことに関しては、皆さんは希望だけを伝えて、あとはケアマネジャーに丸投げしてしまって大丈夫です。

介護保険でレンタル可能な物品が、次の表です。

介護保険で借りられる介護用具

要支援以上
●手すり（取り付け工事のないもの） ●スロープ （取り付け工事のないもの） ●歩行器 ●歩行補助つえ

要介護２以上
●普通の車いす ●電動の車いす ●車いす付属品（クッションなど） ●介護用のベッド（電動ベッド） ●介護用のベッドの付属品 （手すりなど） ●床ずれ予防用のマット （エアマットなど） ●体位を変換するのに使用する クッションなど ●徘徊を感知するセンサーマット ●移動用のリフト （つり具の部分を除く）　　など

どうでしょう、必要と思われるもののほとんどに介護保険のサポートがついていることがお分かりになるのではないでしょうか。

ただし、全額が賄われる、というわけではありません。介護保険で賄いきれない分は自己負担金が必要となります。次の表を参照してください。

介護用具レンタルの費用（自己負担分）の目安

介護用具の種類	費用（自己負担分のおおよその目安／月額）
車いす（介護型車いす）	600 ～ 900 円
車いす付属品（車いす用テーブル）	200 ～ 300 円
特殊寝台	900 ～ 10,000 円
特殊寝台付属品（マットレス）	200 ～ 1,150 円
床ずれ防止用具	600 ～ 2,200 円
体位変換器	100 ～ 300 円
手すり	300 ～ 2,100 円
スロープ	400 ～ 2,000 円
歩行器	200 ～ 800 円
歩行補助つえ	100 ～ 400 円
認知症老人徘徊感知機器	600 ～ 2,000 円
移動用リフト	1,500 ～ 5,500 円

※ 2016 年 4 月請求分の公表資料（全国平均値）を参考に作成

第一号被保険者（六五歳以上の方）の場合、二〇一九年の段階では、自己負担額は一～三割と決まっています。ちなみに、これらの値段は居住する地方によっても違いがあります。また、消費税や保険料の改訂によっても変わってきますので、あくまでもおおよその目安と考えてください。

これらのことに関しては、その都度、ケアマネジャーからの説明が入りますので、心配する必要はありません。従来は介護度の軽い要支援も、一律国の支援事業でした。これが市町村の地域支援事業となるため、居住地域によって、サービス内容や料金に違いが出る可能性があります。

こうしてみると、改悪じゃないか！と思われる方もいらっしゃるかもしれませんが、一方で、低所得者の介護保険料が従来制度のときよりも、軽減されています。介護保険制度やそのサービス内容に関しては、時間の経過と共に変更されることがあります。必要に応じて、その時々の内容をケアマネージャーや地域包括支援センターに確認しましょう。

日本には、医療費の合計が年間で一〇万円または所得金額の五％を超えた場合、申告すると所得税の一部が返金される「医療費控除」という制度があります。実は、この医療費の中に、**医師が必要と認めた「紙おむつ代」や「おもらし用の尿取りパッド」といった衛生用品の購入費も認められています。**

⁉ 医療費の負担を軽くするコツ——公的扶助を利用する

あまり大きな声では言えませんが、医療費をなるべく抑える方法をお教えしましょう。

レビー小体型認知症は、パーキンソン病と同じ「レビー小体病」の仲間です。

現在、**レビー小体型認知症という病名で医療費の公的助成を受けることは保険医療上できませんが、条件を満たせばパーキンソン病として公的助成を受けることは可能です。**

患者さんに、手が振えたり、歩行障害などで生活に支障をきたすパーキンソン病の運動症状があれば、「パーキンソン病関連疾患 臨床調査個人票」の申請を主治医に相談してみましょう（ただし一定の条件があります）。

これは居住エリアの区役所や保健所で申請できます。

二〇一五年一月より、**パーキンソン病難病指定医の資格を持った医師のみ、記載申請可能**となりましたので、主治医がその資格者かチェックする必要があります。

では、アルツハイマー病の場合ではどうでしょうか。

これは認知症性疾患全般にいえることですが、認知機能障害が重く、最低限の自分の意思を伝えることができない場合や、幻覚や妄想、暴力といった認知症周辺症状が重度で、患者さんの安全を含め家族の安全を確保することが難しい状態では、「精神障害者保健福祉手帳」を申請することができる場合もあります。

この診断書は、精神科医だけが記載できるという性質のものではありませんので、主治医に相談してみましょう。

助成金額は、前年度の住民税や所得税の課税額、患者さんご自身が生活するうえでの収入を得る中心人物であるのか、患者さんは被扶養者であるのかによって異なります。なお、**身体障害者手帳の一級および二級を持っている方は全額助成されます。**

!? 様々な形態の老人ホーム、いったいどう違うの？

認知症患者さんの施設入所を考える場合、「施設に様々な種類があって、どこへ入所させればいいか分からない」という相談を、数多くうかがってきました。費用が高すぎて入所させられない、すでに数百人待ちの状態であるなど、入所にあたっての問題を多くの方が抱えています。

入所施設について、できるだけ分かりやすく、簡潔に説明しましょう。

高齢者が入所する施設を、大ざっぱに「老人ホーム」と呼びます。

主な老人ホームには、介護老人保健施設、特別養護老人ホーム、有料老人ホーム、グループホーム、サービス付き高齢者住宅（高齢者専用賃貸住宅）の五種類の施設があり、それぞれに特徴があります（実際には、小規模多機能型居宅介護施設、ケアハウスという種類もありますが、煩雑になるので割愛します）。

老人ホームの種類	概要	費用の目安（月額）
介護老人保健施設（老健）	治療を終え、在宅までのワンクッションとして利用される施設です。ですので、在宅に向けてのリハビリを目的としています。入所期限があり、一般的に３か月とされています。	総額７万円〜15万円（要介護度により異なる） ※食事代は介護保険給付対象外で約５万円。
特別養護老人ホーム（特養）	常時日常生活に介護が必要な方を対象とし、「介護」と「健康管理」が受けられます。	5万円前後
有料老人ホーム	入所金、１か月の利用料が特別養護老人ホームより高く設定されています。	15万〜50万円程度
グループホーム	軽度から中等度の認知症を罹患する高齢者が共同で生活をする場で、食事や入浴などの介護、日常生活の支援、リハビリが受けられます。	15万〜30万円程度
サービス付き高齢者住宅（高齢者専用賃貸住宅）	基本的には生活が自立している高齢者を対象としています。受けられるサービスは施設によって異なりますが、一般的には安否確認や生活相談といったサービスが受けられます。	この住宅は普通のマンションのため、それぞれに大きく差があります（一概には言えません）。

⁉ 老人ホームの賢い選び方

どの老人ホームを選ぶかは、大きく分けて**「介護負担の量（認知症が軽度か重度か）」と「リハビリの比重」といった二つの尺度で該当する施設を決めていく**ことになります（下の図を参照）。

認知症がかなり進んでいるのならば、「特別養護老人ホーム」か「有料老人ホーム」、症状が軽度〜中等度で認知リハビリをしっか

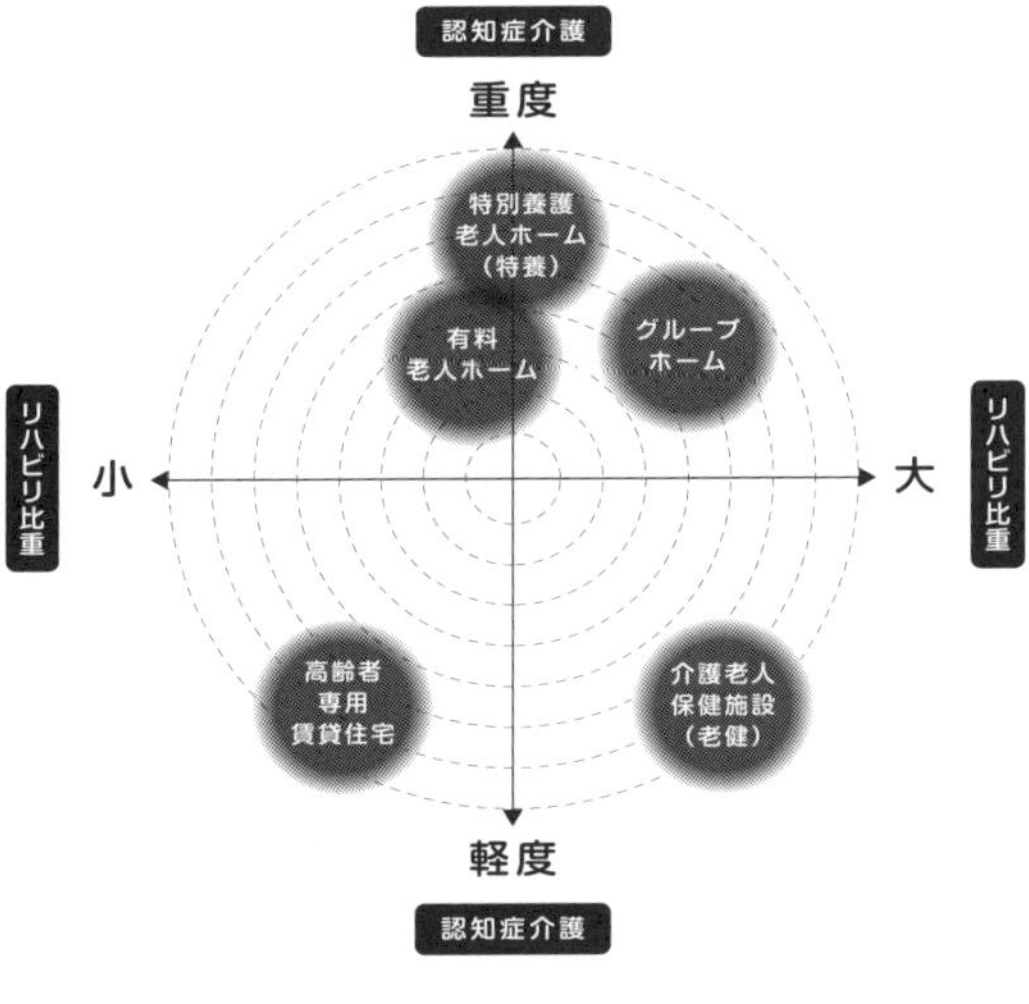

りやってほしいという要望があるなら「グループホーム」といったように、患者さんの状態と家族の要望を踏まえて、総合的に判断します。

有料老人ホームは主に民間企業が運営していますので、今後、企業努力で価格が下がっていく可能性があります。

高齢者人口は、今後、急激に増えていき、二〇二五年にピークを迎えると予測されています。核家族化が進み、なかなか在宅介護もままならない状況ですから、何らかの施設を早い段階で検討しておくことが必要になってきます。

質の高いサービスを提供する老人ホームは、誰もが希望するところでしょう。その中で、比較的安価で医療保険が利用できるのは「特別養護老人ホーム」です。しかし、右肩上がりで増加している医療費を抑えるため、厚生労働省はこれ以上特別養護老人ホームをつくることを認めていないので、今後増える見通しはありません。また、介護保険制度の改正を受け、二〇一五年四月より、入所条件が要介護三以上の方と、厳しくなりました。ただし、要介護1や2の方でも特例入所制度があり、「独居者」や「認知症で在宅生活が困難」な場合、入所は可能です。

さて、二〇二五年に高齢者人口がピークを迎えた後は減少に向かうため、どんどん市場競争の世界に入っていくと予想されています。老人ホームを利用する高齢者が減る中で、特に有料老人ホームは主に民間会社の経営になりますから、各ホームが色々なサービスを付加したり、価格を下げたりし、差別化をしていく時代になると思います。

「デイサービス」と「デイケア」は、言葉は似ていても目的が違う

「デイサービス」と「デイケア」という言葉をどこかで耳にしたことはあるかもしれま

せん。しかし、この二つの言葉を同じ意味だと思っている方は、案外多いのではないでしょうか。この二つはまったく違うサービスです。

デイサービスは「通所介護」のことで、デイケアは「通所リハビリテーション」のことです。ですから、両者では目的が異なります。

デイサービス（＝通所介護）は、社会的生活の提供（人と会話をする、共同して活動を行うなど）と**家族負担の軽減（介護を休憩する時間の提供）**が主な目的です。

デイケア（＝通所リハビリテーション）は、医療機関（病院・診療所）や介護老人保健施設で提供されるリハビリテーション（理学療法や作業療法、言語療法などのサービス）による、身体機能の維持や回復、脳への刺激情報の入力による認知機能の維持や、**日常生活機能の改善**を目的としています。

利用者に何が必要か、あるいは介護者の休息が必要なのか等、各患者さんによってニーズが異なります。

主治医やケアマネジャーと介護プランをその都度検討しながら、デイケアとデイサービスを上手に利用していきましょう。

⁉認知症患者の財産を不安なく管理するには？

家族が認知症になった場合、財産管理の問題が出てくると思います。

患者さん本人は判断能力が低下していますから、お金の使い方でトラブルを招きかねません。

この場合は、**法的な保護である「成年後見制度」**を利用しましょう。

成年後見制度とは、認知症等で判断能力が十分でない方について、その方の権利を守る援助者（成年後見人等）を選び、法律的に支援する制度です。

法律的文言によれば、「精神上の障害（＝認知機能障害は、精神科的観点からみれば精神上の障害となります）」により、「事理を弁識する能力（＝物事を正確に自らの意思で正確に判断する能力）」を「欠く常況」の方が該当します。

具体的には、居住地の家庭裁判所に申し立てをすることになります。**配偶者や四親等以内の親族の方であれば、どなたでも申請可能です。**

主治医には、成年後見用診断書を記載してもらいましょう。

以前は鑑定料を別途払って鑑定書を専門医や精神科医に書いてもらっていましたが、認知症患者の人口が増加したこともあり、現在は鑑定書まで必要とされるケースは減ってきているようです。

ちなみに鑑定料金の相場は、五～一〇万円といったところです。

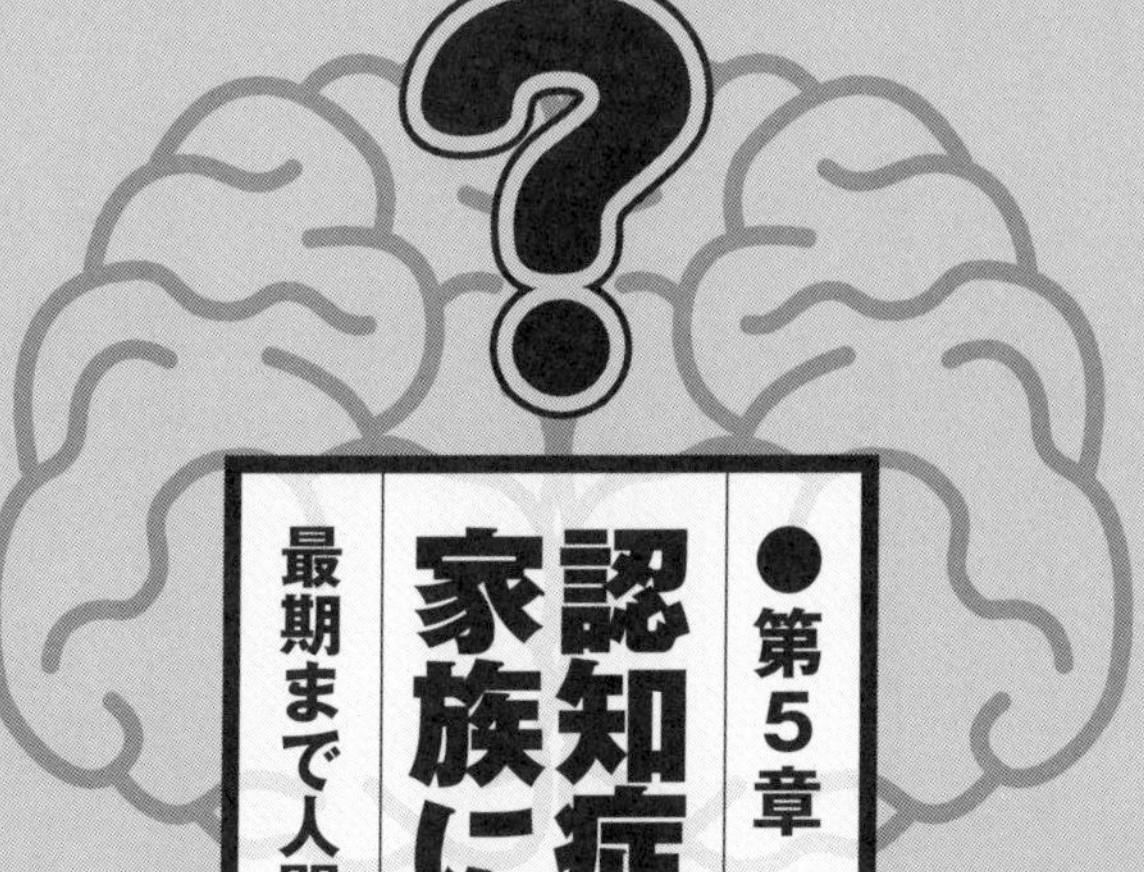

第5章
認知症患者が伝えたいこと 家族にできること

最期まで人間らしく生きるために

!? 暴れる、徘徊する、泣く……認知症患者の言動に隠されたメッセージ

認知症の患者さんが、暴れたり、徘徊したり、暴言を吐いたりする背景には、患者さんなりの意思や理由が含まれているのか、それともそれは単なる脳の誤作動なのか？
その答えは、両方を含んでいる場合もある、というのが正解でしょう。
確かに脳の神経伝達物質の乱れによってそのような行動が生じている場合もありますが、その方の身体要因や生活環境が要因となっている場合も多々あります。

医師にとっては、脳の問題か、それとも環境要因かを見極める必要があります。

例えば、次のようなケースを見てみましょう。

家に認知症の患者さんしかいなかったときに、宅配便の方が来ました。呼び鈴が鳴ったので、その患者さんが玄関で対応しました。宅配便の方に「ここにサインしてくださ い」と言われて、その瞬間、何をどうしていいか分からなくなって混乱してしまい、応対できませんでした。

帰宅した家族の方からは「どうして荷物を受け取っておいてくれなかったの？」と責められる。

本人はすっかり意気消沈してしまい、自分を責めるようになって、症状が悪化していく――。

このケースは、環境が要因になって症状が悪化している可能性が非常に高いといえます。ご本人がそういうことに対処しなくて済むような配慮をしてあげれば、本人は傷ついたり、不安を覚えたりしなくて済み、症状もおさまると思います。

また、施設に入所している男性の患者さんで、ものすごく怒りを露わにしていらっしゃる方がいました。

よくよく聞いてみると、怒りの原因は施設スタッフの言葉遣いでした。

その患者さんは、もともと会社の社長さんでした。それまで社会的に丁重な接し方をされてきたわけですから、施設スタッフから「ちょっと、おじいちゃん！」というような対応をされれば、心情的に「失礼な！」と感じるのも理解できます。

その後、スタッフが接し方を変えたら、薬が不要になるほど症状が軽くなりました。


問題が環境にあることが分かれば、薬を飲ませずとも、まずは環境を変えてあげれば良いわけです。

また、便秘などでお腹が張ったり胃の不快感がある場合、その原因が上手く把握できなくて不機嫌になったり、怒りっぽくなっている患者さんも多く経験します。必ず、身体の症状に関して医師や看護師にチェックしてもらう必要があります。

一方で何もそういった身体要因や環境要因がない場合は、脳の誤作動が疑われます。

認知症になりながらも、それまで何とかご飯の用意ぐらいはできていた方が、何もできなくなってジーッと座ったままの状態でいるとか、何の理由もなく勝手にひとりで怒鳴り散らしている等のケースでは、環境要因が見当たりませんから、脳の誤作動の可能性が疑われます。

介護する側が認知症を悪化させている場合がある

もっと深刻なケースがあります。

それは、患者さんの付き添いで来られていた家族の方が環境要因になっている場合です。

患者さんが奥さんで、旦那さんが付き添いで来院された場合などに、旦那さんの対応が症状を悪化させる環境要因になっているケースを目にします。奥さんに対して苛立っている様子が見られたり、背後からブツブツとネガティブな言葉を投げかけていたり……。奥さんは、別に忘れたくてもの忘れをしているわけではありません。本人には悪気も何もないのです。

でもその本人に対して、旦那さんが「お前、さっき言っただろう！」「何度言えば分かるんだ！」といった言葉をたびたび浴びせると、本人はどんどん萎縮していきます。もしくは奥さんの方も感情的になって、「私だって、そんなこと今初めて聞いたわよ！」というように、売り言葉に買い言葉になってしまう場合もあります。

パートナーの方の患者さんへの対応の仕方は、治療の場面だけでなく、その後の介護にまでつながっていくため、とても重要なポイントになります。

このような場合、どうすれば良いのでしょうか。

正面切って「旦那さんが奥さんの症状を悪化させていますよ」と伝えたとしても、それを素直に受け入れて自分の行動を修正することは、相当難しいことだと思います。下手をすると、旦那さんも怒り出してしまうかもしれません。


そういう場合、私は旦那さんに対するアドバイスとして、介護に関連する本を勧めたりしています。

「介護についてのこんな本がありますよ。腹が立つこともあるでしょうけれど、そんなときにどうすれば良いかが書かれていますから。これは、ご主人の気持ちをケアする意味もありますからね」等とお伝えしています。結局、旦那さんもつらいのですね。

「こういうやり方もありますよ」「この方がご主人の気持ちがラクになりますよ」といった形でお伝えし、**旦那さん本人が自ら気づき、自ら奥さんへの対応を修正す**

るような方向に導くようにアドバイスするよう心掛けています。人は命令で動くのではなく、自ら納得することによって行動する生き物だと思います。

暴れても叫んでも患者さんは一個の人間である――「パーソン・センタード・ケア」という考え方

認知症の診断や治療には、患者さんがそれまでどのような人生を生きてきたかということが、非常に重要なポイントになります。人生経験の内容によって患者さんの症状も違ってきますし、こちらの対応も違ってきます。

こちらが親しげに接した方が、リラックスし、安心して心を開いていただける方がいらっしゃる一方で、あまり馴れ馴れしい接し方をすると、かえって怒りを買ってしまう場合もあります。

介護の現場では、「**パーソン・センタード・ケア**」という考え方があります。

それは、**認知症の患者さんの社会的背景や個性を尊重し、ひとりの人間としてその人その人に応じた接し方をしていきましょう、その人に合った介護をしていきましょう、という考え方**です。

当たり前のことですが、患者さんたちそれぞれが、様々な人生を生き、異なった生活様式を持たれてきた

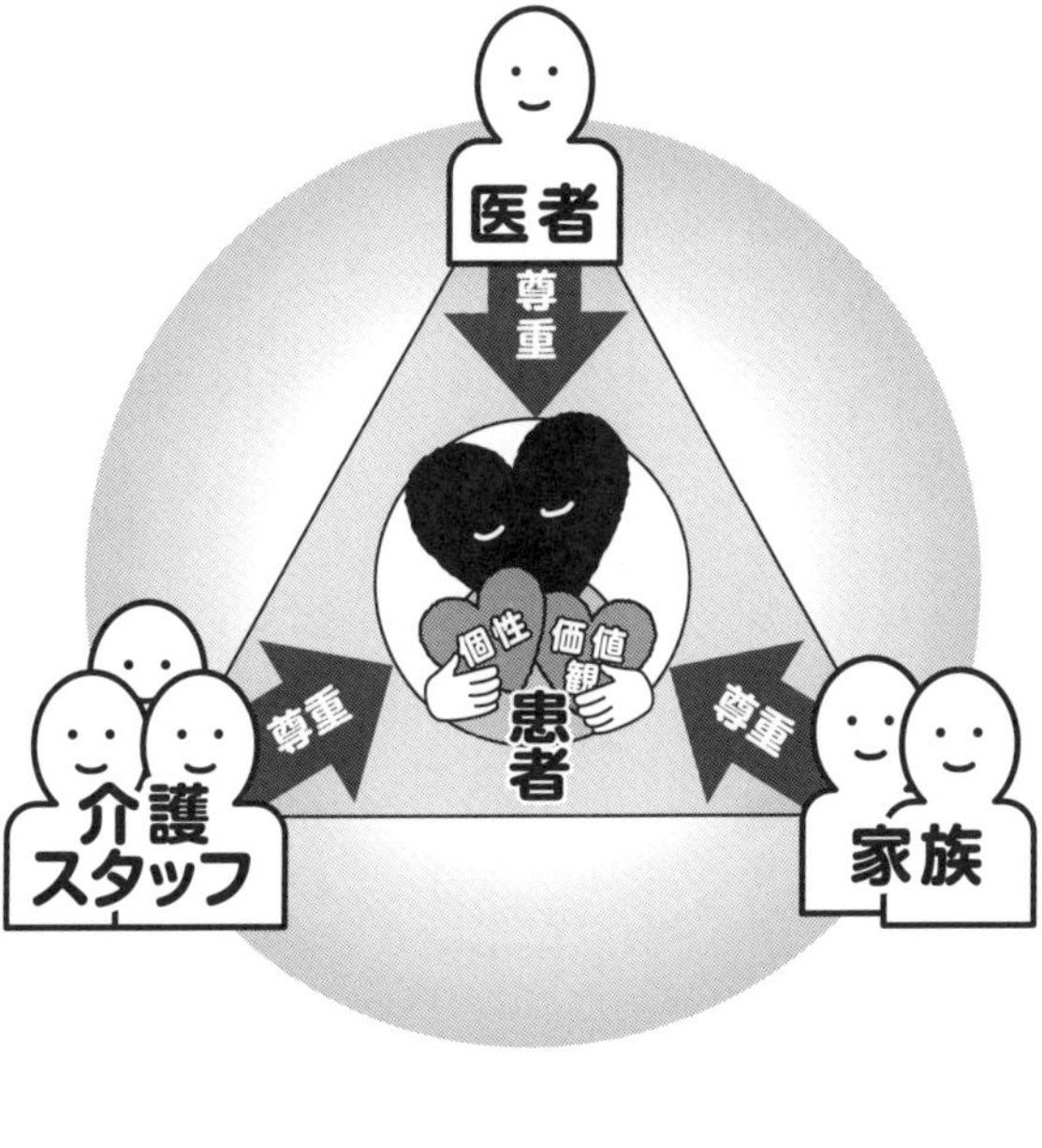

わけです。患者さんの人生は、皆さん全員違っているのですから、その人ごとに理解してあげる必要がありますし、その人に応じた対応をしなければならないと思います。

「パーソン・センタード・ケア」という考え方は、認知症の介護の場面だけではなく、実は医療全体でそういう対応をしていく必要がある考え方だといえるでしょう。

実は医師も、その考えを知らず知らず実践している部分もあります。

例えば、その患者さんと付き合いが長くなってきて、性格が分かってきたりすると、その方が喜びを感じられるような対応をやってみたりすることもあります。

私の場合、名古屋で診療する際には、標準語でしゃべるよりも、名古屋弁でしゃべった方が、患者さんとの距離が縮まって、診察が円滑に進むという経験をしています。

ただし医師も患者も人間ですから、それぞれに色々なタイプの方がいます。

私は患者さんに対して、ある程度の時間をとって、病気についてきちんと説明するようにしています。それなりに気を遣ってやっているつもりですが、患者さんの中にはそういう説明や理屈がかえって嫌だという方もいらっしゃいます。

「ゴチャゴチャと理屈はいいから、早く薬をくださいよ」という方もいらっしゃいます。

そういう方ですと、私とは合わないということですね。

そういう方には、「もっとざっくばらんな先生の方がいいかもしれませんね」というアドバイスをしています。

ですから、**「自分に合う主治医を探してください」**ということもお伝えしておきたいと思います。

睡眠薬を飲むと認知症になる？

「睡眠薬が認知症の原因になることはありますか？」という質問をいただくことがあります。

確かに、ベンゾジアゼピン系の睡眠導入剤の長期服用で認知症のリスクが増大するとの報告があります。とはいえ、そのようなケースに限ったことです。

超短時間型の睡眠導入剤の中には、睡眠薬を飲んでから眠りにつく前の間の記憶がなくなるという「前向性健忘」と呼ばれる副作用を伴うものがあります。ただ、この前向性健忘は一過性のもので、認知症を発病する原因とは異なります。

一方で、認知症の患者さんにこうした副作用が生じれば、一時的に認知機能障害が悪くなるも事実ではあります。また、睡眠薬の効果が長引いてしまい、昼になってもボーッとしているといった「持ち越し効果」という副作用もあります。

こうした副作用が“睡眠薬を飲むと認知症になる”という誤解を生む一因になっているのだと思います。一般的には、睡眠薬を飲むと認知症になるというのは誤解といってよいでしょう。

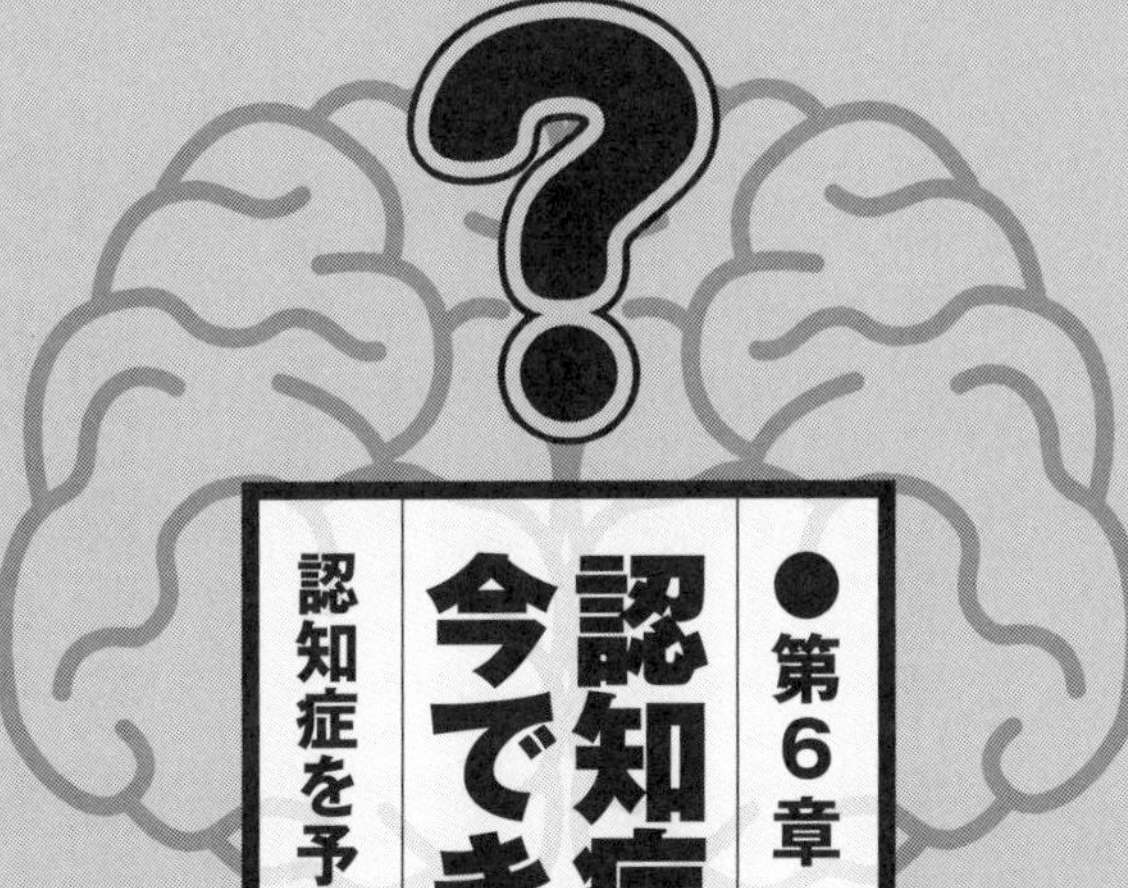

● 第6章

認知症にならないために今できること

認知症を予防する生活習慣

!? 認知症の予防に効果あり！活性酸素を除去する生活習慣

認知症を予防するためには、活性酸素を除去するような食生活、および生活習慣が大切です。

活性酸素とは、普通の酸素とは異なり、非常に不安定な状態にある酸素のことです。不安定なので、自分が安定しようと思い、体の中の様々なものにくっついてしまいます。これを「酸化」と呼びます。酸化を受けた物質は酸化物質となり、細胞を壊し、ひいては人間の体を壊していきます。

活性酸素は、心筋梗塞、脳梗塞、認知症等を引き起こす原因になります。喫煙、過剰な労働（肉体的ストレス）、過激な有酸素運動、不規則な生活による睡眠不足等は、活性酸素を増加させますので気をつけましょう。

そもそも「老化」とは、どのようなことを指すと思いますか？

老化とは、髪の毛が白くなって、肌にシミができて……ということではありません。老化とは、人間が生まれて死ぬまでの成長過程の中の〝死に至る前の最終段階〟を言います。

人間の社会的役割と生理的機能（臓器の機能）で考えると分かりやすいかと思います。生理的機能だけが低下して、社会的な役割が保たれている場合は、〝単なる病気〟です。逆に社会的役割が低下して、生理的な機能は保たれているのは、うつ病などの精神疾患であり、こちらも病気ということになります。

老化現象とは、社会的役割と生理的機能の両方が低下した状態です。

先ほどは「老化」をやや哲学的に説明しましたが、今度は少し科学的に考えてみましょう。

人間の細胞は、どんなに長くても一二〇年したら死を迎えるというようにプログラムされています。したがって、予定された細胞死が繰り返され、組織・臓器・機能が弱ってゆく過程が、老化ということになるわけです。

その老化現象を早めてしまう元凶が、活性酸素なのです。

たとえ三〇代、四〇代の方であっても、生活習慣病にかかっている方は、積極的に活性酸素を除去するような生活を心掛けてください。

高血圧、高コレステロール、糖尿病等の生活習慣病は、血管の老化（動脈硬化）を進行させ、脳梗塞などによる脳血管性認知症を引き起こします。また、脳の神経細胞にダメージを与え、アルツハイマー病なども発症しやすくさせます。

サバ、イワシ、アーモンド、ピーナッツ、ウナギが認知症を予防する

誤解を恐れずに言いましょう。

認知症は、食事によって予防することができます。

活性酸素を除去する、ビタミンE、ビタミンC、ω-3脂肪酸（EPA／DHA）といった栄養素を含む食物が有効です。

食事は、脂肪分の多いものを控え、魚や野菜を多く取り入れた栄養バランスのよい食事を一日三回、規則正しくとりましょう。

DHA（ドコサヘキサエン酸）やEPA（エイコサペンタエン酸）の多いサバやイワ

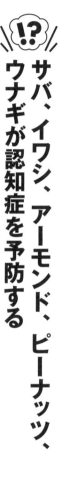

シなどの青魚、ビタミンEを多く含むアーモンド、ピーナッツ、ウナギなどは認知症予防に良い食材といわれています。

また、カキ、豚肉、緑黄色野菜、オリーブオイル、米ぬか、味噌、ココナッツオイルなども認知症予防に有効です。

お酒に関しても、適量飲酒は認知症予防効果があります。一般成人男性の場合、ビールなら一日に500ml缶（中瓶）一本、日本酒なら一合未満（180ml）までです。

飲酒量(ml)×[アルコール度数(%)÷100]×0.8＝純アルコール量(g)になります。

今日のアルコール摂取量はどの位かな？と計算してみてください。一般成人男性で20g以内、女性および高齢者では10g以内におさまっていれば健康な量と言えるでしょう。

逆に過剰な摂取を避けてほしい食べ物は、脂身の多い肉、ω-6脂肪酸が含まれている油（リノール酸の多い油など）を過剰に使った料理等です。

食事に対する意識が高い方は、すでに有機野菜や玄米などにこだわった食事をしていらっしゃると思います。そういった食生活を心掛けていただくことは良いことですが、食事だけで認知症を予防できるわけではありません。

食事を含む生活習慣を見直し、正しい生活習慣を身に付けることが大切になります。

!? 認知症とサプリメント・健康食品について

ビタミンE、ビタミンC、亜鉛、EPA、DHAは、認知症予防に有効な栄養素です。

これらの栄養素を食事から摂取していただくことが基本ですが、市販のサプリメントや健康食品から補助的にとっても良いと思います。ただしサプリメントや健康食品は、その品質においては玉石混淆の状況ですから、しっかりと見極めることが必要です。

米国生まれの**世界最大級の健康食品・サプリメントのデータベースに「ナチュラルメディシン・データベース」**があります（同文書院にて「オンライン版」「書籍版」を販売中）。

このデータベースには、通常の食品、健康食品、サプリメント、ハーブ等の有効性（効き目）や安全性、健康食品と医薬品との相互作用等の情報が、エビデンス（科学的根拠）に基づいて掲載されています。

「ナチュラルメディシン・データベース」の有効性レベルは、①効きます、②おそらく効きます、③効くと断言できませんが、効能の可能性が科学的に示唆されています、④効かないかもしれません、⑤おそらく効きません、⑥効きません、の六段階に分かれています。

本書では、このデータベースから、認知症に有効性が認められる成分・素材を選び出し、さらにその中でも有効性レベルが③以上の情報を紹介しています（アルツハイマー病等の認知症に関連する成分・素材では、有効性レベル③のみでした）。

本データベースの情報は、何らかの病気に罹患した方々を対象とした研究を基にしていますので、ご紹介する成分・素材についての有効性は、症状の悪化を抑制する、症状を改善する等の内容になっています。

また、ここで紹介しているのは、あくまでも成分・素材についての有効性情報であって、特定の商品の有効性を保証するものではありません。あくまでも市販の商品を選択する目安とお考えください。

それから、**健康食品・サプリメントについては、医薬品との飲み合わせで身体に害を及ぼすものもあります**ので、摂取する際には、必ず医師・薬剤師に相談してください。

認知症に関する「ナチュラルメディシン・データベース」の有効性レベル③注)に該当する素材・成分一覧

注）有効性レベル ③：効くと断言できませんが、効能の可能性が科学的に示唆されています

素材・成分名	概要
アセチル-L-カルニチン	アルツハイマー病患者の病勢悪化速度の抑制，記憶力改善，精神機能等の一部改善。
イチョウ	アルツハイマー病の症状，血管性または混合型認知症の症状がわずかに改善。
イデベノン	アルツハイマー病患者の思考力低下の抑制。中等度のアルツハイマー病患者にもっとも有効。
サフラン	アルツハイマー病の症状改善。
セージ	軽度・中等度のアルツハイマー型認知症患者において，学習，記憶，および情報処理の機能改善。
ヒューペルジンA	アルツハイマー病，多発脳梗塞性認知症や老人性認知症による記憶力，精神機能，行動障害の改善。
ビタミンE	アルツハイマー病患者が抗アルツハイマー薬と併用でビタミンEを摂取すると，記憶喪失の悪化速度が低下する可能性あり。ビタミンEはまた，軽度・中等度のアルツハイマー病患者の自立性の喪失や，介護状態になることを遅らせる可能性あり。
ホスファチジルセリン	アルツハイマー病の症状の一部が改善する可能性あり。
レモンバーム	軽度・中等度のアルツハイマー患者の激越の軽減，症状の改善。
朝鮮人参	アルツハイマー病患者の精神活動の改善。

※「ナチュラルメディシン・データベース（オンライン版）」より抜粋・要約。

脳トレや編み物は、認知症の予防にならない？

脳を鍛え、活性化する効果があるといわれているゲーム類は、認知症予防という観点からみると、実はあまり意味がありません。

問題を自分ひとりで解いて、それで終わりという自己完結型のため、脳に快適な刺激が伝わらないのです。その点では、ひとりでやる編み物なども同じです。

心地よい刺激を脳に加えることによって、身体機能の低下が抑制され、脳も活性化されるので、副次的に認知機能も保たれるのです。

漢字が書ける人が漢字の書き取りドリルを毎日やったとしても、脳の活性化にはあまりつながりません。つまり、元々できることをやっても、認知症の予防にはあまり意味がないのです。

一番脳に良いのは、第三者との会話であったり、他人と共同して何かをするといった作業です。例えば、毎週行われるようなサークル活動などです。絵を描くという自己完結型の作業であっても、展覧会に出展し、評価を受けるということは喜びにつながり、脳を活性化することになります。

目標を立てて脳にある程度の心地よい負荷をかけていくことが脳の活性化になるわけですから、そういう意味では、**日常生活の中での快適と感じられるストレスは、認知症予防に有効であるといっていいでしょう。**

!? 認知症の予防に効果がある運動

運動することは、認知症予防にたいへん有効です。ハワイの日系人男性二，二五七人を対象とした、二〇〇四年の研究では、一日四〇〇m未満しか歩かない人は、一日三，二〇〇m歩く人に比べ一・八倍認知症になりやすいという結果が出ています。

激しい運動よりも、**ウォーキングや、平泳ぎでゆっくり泳ぐ水泳など、体が適度に心地良いと感じられるぐらいの負荷がかかる運動が適しています。**

具体的には、買い物歩行20分、屋内掃除20分、階段昇降20分、自転車漕ぎ15分、腕を振っての速歩15分といったところです。

あくまでも適度な有酸素運動にしておいてください。

激しい有酸素運動を行うと、逆に活性酸素を作り出してしまうことになります。

これらの運動を思いついたときにだけやるのではなく、短時間でもいいので、できれば毎日の習慣にすることが大切です。

親がアルツハイマー病だったので自分も検査しておきたい

認知症専門医としてよくされる質問に、「親がアルツハイマー病だったので自分は大丈夫か気になるのですが……」というものがあります。認知症の遺伝を心配されての質問だと思います。

まず、認知症は遺伝するのか？

認知症の原因となる病気は、病気によっては遺伝するものもあります。また、なりやすさ（体質等）なども遺伝します。これはすべての認知症にいえることです。

親御さんが生活習慣病を持っている方では、ご自身も生活習慣病にかかっていることが多く、その意味で認知症になりやすいといえるでしょう。

また、アポE4／ε4という遺伝子を持っている方は、アルツハイマー病になるリスクが、持っていない方の一〇倍程度高くなるといわれています。

現在、気になる症状がなくても、将来に不安があるなら、その不安は解消したほうがいいですよね。認知症専門医のいる病院では、「もの忘れドック」や「メモリードック」といった脳ドックを行っているところが多くありますので、そこで検査してみるのが良いでしょう。

こうしたドックでは、MRIやSPECTだけでなく、脳の血管の状態を診るMRAや各種認知機能検査、アポE4／ε4遺伝子のチェックや、血液検査でアルツハイマー病の原因タンパクであるアミロイドβの処理に関わる三種類のタンパクを測定して早期診断やリスク評価も行っています。

歯と認知症の関係

自分自身の歯が少なくなると、認知症になるリスクが増えるという事実を知っていましたか？


現在、歯科医師が中心となり、歯と認知症の研究が数多く報告されています。

「認知機能と歯の数には正の相関が認められる」

「残っている歯の数が少ないと、認知症になりやすくなる」

「歯周病菌がアミロイドβの蓄積に関与している」

「歯周病菌の抗体値は、アルツハイマー病患者で有意差をもって高い」等々。


歯の健康を積極的に守り、口腔内の衛生を保つことが、認知症予防の第一歩といってよさそうです。

歯と認知症の関係は、まだまだ研究すべき課題はたくさんありますが、今後、日本補綴歯科学会と我々認知症専門医が協力して、両者の因果関係を解明していくことになっています。

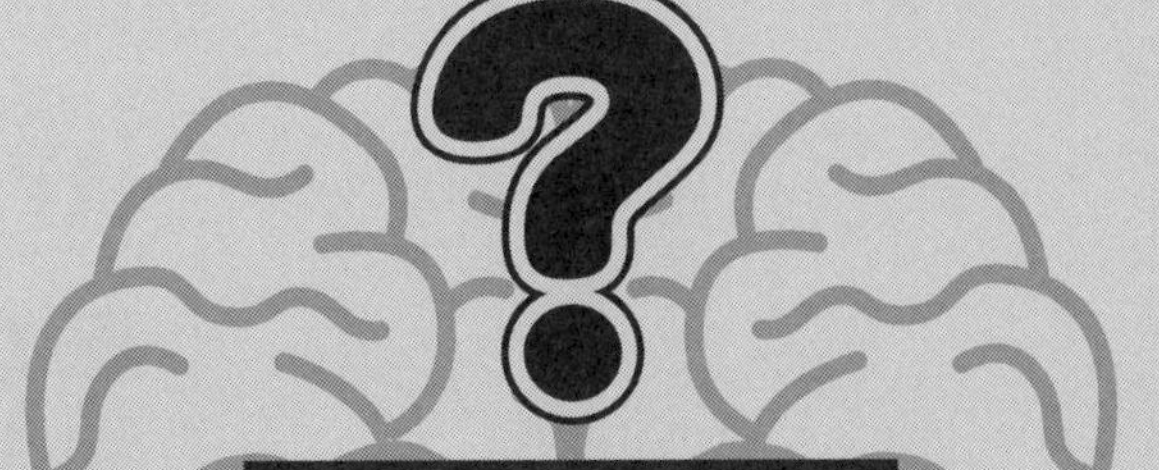

●第7章

認知症って どんな病気？

まずは知っておくことで、大半の不安は消える

!? なぜ「認知症」と呼ばれるのか――認知症は単一の病名ではない

認知症は、かつては「痴呆症」と呼ばれていましたが、「痴呆」が差別的な言葉に当たるということで、認知症と呼ぶようになりました。

しかし、この認知症という言葉も、実は非常に誤解されやすい言葉なのです。**読者の方の中で、〝認知症という単独の病気がある〟と思っている方も多いのではないでしょうか。**「痴呆症」に代わる病名を考える段階で、「認知障害」という症状名から「認知」をとって「認知症」という診断名にしてしまったため、混乱を招く結果になったのだと思います。

ですから、患者さんの中には、アルツハイマー病と診断されて、「ああ良かった、認知症ではないのですね」とおっしゃる方もいます。これなどは、認知症という名が持つ誤解の最たるものだと思います。認知症のひとつの原因がアルツハイマー病ですから、この方は認知症でもあるということになります。

認知症を正確に定義し、正しく理解する

認知症を少し難しく定義すると、「病的な機序（理由）によって、成長の過程で獲得した認知機能がうまく働かなくなった病態（状態）」ということになります。言い換えると、「今までできていた大脳の活動が、何らかの病気のためにうまく活動できなくなり、機能が発揮できなくなった状態」を指す総称にすぎないのです。

どういうことなのか、具体的に説明してみましょう。
例えば、「腰痛症」という病名があります。腰痛という症状の原因には、腰椎ヘルニアや腰部腸腰筋筋膜炎、腰部脊柱管狭窄症に腰椎圧迫骨折、腰椎すべり症など、実に様々な疾患が存在するわけですが、腰痛という共通の病態をとって「腰痛症」と総称しています。咳や鼻水、喉痛があれば、「風邪」と一括りにしてしまっているのと同じことです。
したがって、認知症にも多くの原因疾患が存在し、より正確に認知症を表記するならば、「認知機能の障害を伴う疾患群」あるいは「認知症性疾患」となるでしょう。

認知症と診断されたら、その先に具体的な原因病名（アルツハイマー病やレビー小体病等）があるということを覚えておいてください。

言葉を正しく定義することが、結果的に正しい理解につながります。

くどいようですが、大切なので最後にもう一度認知症の定義を確認しておきます。

認知症は何らかの病気（疾患）が原因となり、下図の①〜④レベルに認知機能が低下し、点数が付けられた病気の状態（＝病態）のことです。

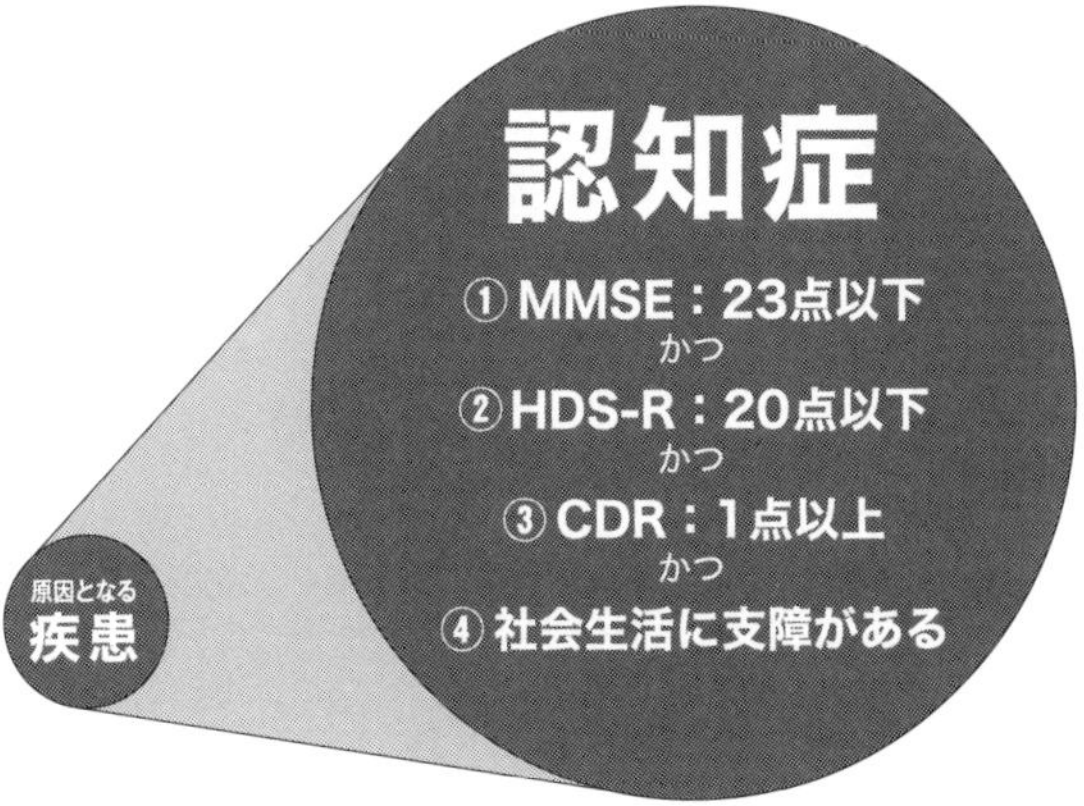

① **MMSE**（Mini-mental state examination）：
認知症をスクリーニングするための評価ツール

② **HDS-R**（長谷川式簡易知能検査）：
認知症をスクリーニングするための評価ツール

③ **CDR**（臨床認知症評価尺度）：
認知症の重症度を評価する尺度、1点以上が認知症の状態

認知症の〝認知〟とは何か

名詞やその名詞の持つ意味（語義）、ピアノを弾くといった行為を、新規に習得し、保持し、必要に応じて思い出す（再生・再認）機能を〝記憶〟といいます。

また、今日は何月何日で、季節は何で、朝なのか昼なのか夜なのか、時間を認識する機能や、ここがどこなのか場所を認識する機能、目の前にいる人物が誰なのかを認識する機能を、〝見当識〟と呼びます。

その他にも、計算機能、眼や耳といった感覚器から大脳にインプットされた情報を認識し統合する機能、こうした各機能を利用して、物事を計画立案し、目的のために行為を遂行する〝実行機能〟等、これらの大脳の持ついわゆる〝知的機能〟と呼ばれる機能のことを、〃認知機能〃といいます。

認知機能は、成長する過程で次第に獲得されてゆく機能であり、生まれながらに備わっているものではありません。

生まれてすぐにピアノを認識して弾くことはできないですよね。

まず触れると何かを感じる。その感じる何かは音という概念で、音には色々な種類があって、自分が触って音が鳴ったものは、ピアノというもので、それは楽器と呼ばれる概念のなかのひとつで……云々。

そのように、私たちの認知機能は、成長の中で獲得されてゆくのです。

ですから、**認知機能が低下するということは、生存が脅かされる危機的な状況ともいえるでしょう。**また、〃人生の余暇〃を楽しむに当たって、最大の障害要因になるのが認知症といっても過言ではありません。

認知症は脳の病気ではない？

多くの認知症の原因となる病気は、脳に異常なタンパク質が蓄積されて生じる脳の病気です。ですから「認知症は脳の病気である」と認識している方も多いのではないでしょうか。

しかし認知症には、首から下の臓器、例えば甲状腺機能が低下した甲状腺機能低下症が原因となる場合もあります。亜鉛やビタミンの欠乏による認知症もあります。梅毒などの感染症による認知症もあるのです。それから、関節が曲がってしまうリウマチのような病気（自己免疫疾患）なども原因のひとつとして挙げられます。

つまり**認知症は、体のどこの部位が原因でも起こりうる病気**なのです。

ある種の認知症の原因は、発病の二〇年前に現れている

前述しましたが、一概に認知症といっても、その原因となる病気は様々です。

認知症の原因となる病気の多くは、神経変性疾患と呼ばれるグループの病気です。

神経変性疾患とは、長い年月をかけて異常なタンパク質が神経細胞内で作られて蓄積し、そのために神経細胞が壊されていく病気のことです。


アルツハイマー病を例に挙げると、おおよそ発病の二〇年前から、アミロイドβという異常なタンパク質が作り出されることが分かっています。

では、なぜ異常なタンパク質が神経細胞内で作られるのでしょうか。
異常なタンパク質が作られる原因は、まず遺伝子の突然変異の問題が考えられます。その人の体の中で遺伝子が複製されていく段階で異常な遺伝子が作られてしまい、それが異常なタンパク質を作ってしまう。このような遺伝子の問題が一番多いケースです。

それから生活習慣病も大きな原因です。生活習慣病をお持ちの方ですと、活性酸素が多く作られます。活性酸素は、「老化を引き起こす物質」と理解してください。活性酸素は正常な細胞を害するのと同時に、困ったことにアミロイドβの産生を誘発するのです。また、活性酸素そのものが加齢性のもの忘れを増長させますから、神経細胞を壊していきますし、壊れればまたそこに活性酸素ができていくという悪循環です。

生活習慣病の中でも、例えば**糖尿病の患者さんですと、そうでない方の約四倍アルツハイマー病になりやすいといわれています。**

どうしてでしょうか？

インスリン分解酵素は、アミロイドβを分解する力を持っています。しかし、糖尿病の方ですと、インスリンを分解するためにインスリン分解酵素が使われてしまい、アミロイドβが蓄積されてしまうのです。

また、**高血圧の方は、アルツハイマー病になるリスクがそうでない方の約二～四倍といわれています。**

アポE／ε4という遺伝子を持っている方では、持っていない人の一〇倍の確率でアルツハイマー病になるといわれています。

一〇年以内に発症する認知症を予測できる

現在の医療では、認知症の症状がなかったとしても、認知症にかかっていることを確かめることが可能です。

まず、SPECTという脳の画像検査をすることで、六〇〜八〇%くらい予測できます。

また、ちょっと痛いですが、脳脊髄液検査という検査を行い、アミロイドβとリン酸化タウといった異常な脳脊髄液中のタンパク質を測定することで、九〇%程度予測することが可能になります。

脳脊髄液検査は、麻酔をした上で背骨の突起の間に針を刺して髄液をとりますが、髄膜に針が当たったときに痛みがあります。

大きな声では言えませんが、相応の保険病名があれば、ＳＰＥＣＴや脳脊髄液検査は保険がきく検査です。

このような検査を受けることによって、かなりの確率で今後一〇年以内に認知症を発病するかどうかを予測することも可能といえるでしょう。

⁉ 女性が認知症になる確率は男性の二倍

認知症の中でも特に**アルツハイマー病の患者数は、女性の方が男性の二倍になります。**逆に脳血管性認知症は、男性の方が多いです。

アルツハイマー病が女性に多い理由のひとつが閉経です。閉経によって女性ホルモン

（エストロゲン）が出なくなります。実はこの女性ホルモンには、活性酸素を除去してくれる抗酸化作用という役割があるのです。ですから、閉経後は活性酸素が蓄積しやすくなり、アルツハイマー病になりやすくなってしまうのです。

逆に男性は一定の女性ホルモンの分泌が、亡くなるまで続きます。

では、女性ホルモンを投与すれば、アルツハイマー病に効果があるのではないか――そう思った方もいらっしゃるでしょう。実際、アメリカではそのような研究が行われ、効果があるといわれていますが、副作用として乳がんの発病率が上昇するというデメリットもあるため、実用は難しい状況といえるでしょう。

認知症の進行レベル――ゆっくりと進行していくが回復することも

我々医師が、認知症の方の重症度を測る基準に「CDR（Clinical Dementia Rating：臨床認知症評価尺度）」というものがあります（P131参照）。記憶や見当識などの項目を、介護者からの情報や、患者さんの診察結果から評価し、認知症の重症度を診ていきます。「ゼロ」が問題なし、「〇・五」が軽度認知障害、「一」が軽度、「二」が中等度、「三」が重度という基準になっています。これは認知症全体の診断に使う基準です。

アルツハイマー病については、別に「FAST分類」という七段階の診断基準があります。ステージ四以上で発病と見なされます。ステージ三以下は診断基準上はアルツハイマー病とされませんが、アルツハイマー病発病前段階としての軽度認知障害（健忘型ＭＣＩ）ですから、注意が必要になります。

第1章でも述べましたが、健忘型の軽度認知障害は認知症の発症前段階の状態にあるということです。「軽度」という言葉がついているし、病気ではないので大丈夫ではないかと思われる方もいるかもしれませんが、健忘型軽度認知障害は、間違いなく認知症を発病する状態です。ＳＰＥＣＴ等で脳の画像を撮れば、明らかに異常が認められます。

社会生活には何の問題もないかもしれませんが、放っておけば数年後には確実に社会生活に問題をきたすということになります。

ＦＡＳＴ分類進行の各ステージに応じて、各項目に細かく実例が記載されています。例えば、買い物に行って必要なものを買うことができるか、友達を家に呼んで食事をすることができるか等々……細かな実例が書かれています。それに当てはまるかどうかで判断していきます。

アルツハイマー病は、ステージが「六」に至るまで、各ステージは二〜五年のスピードで進行していくといわれています。**ではアルツハイマー病の方が、亡くなるときに最終ステージの七まで進行しているかといいますと、実はその手前の六とか五の段階である場合が多いのです。**

それは、転倒してケガをして寝たきりになったり、肺炎を起こして亡くなるなど、他の病気を併発して亡くなるケースが多いためです。**アルツハイマー病そのもので亡くなるという方は、実はレアケースなのです。**

認知症は進行していくもの——それは確かにその通りなのですが、**実は正しい治療を行うことによって、症状のステージが回復するようなケースも見られます。**

例えばそれまでは日常の家事をできなくなり、毎日ただじっと座っているだけだった方が、薬を服用することなどによって、以前のように自分で皿を洗ったり、お風呂を洗ったりできるようになったケースもあります。

もの忘れと徘徊の関係
中核症状と周辺症状

　認知症の中核症状とは、認知機能の低下そのもののことです。もの忘れ、思い出せない、計算できない、推理することができない、見当をつけることができない、モノの形が認識できない、結論することができない、実行することができないといった、脳の機能そのものの障害を指します。

　一方、**認知症の周辺症状とは、脳内の神経伝達物質のバランスが崩れた結果、あるいは環境要因によって、二次的に生じる症状のことです。**つまり、中核症状に付随して生じる諸症状すべてを周辺症状と呼んでいます。怒り、暴力、幻覚、妄想、徘徊といった興奮性の症状と、うつのような状態、何もしたくない状態（無為）

といった抑制性の症状があります。ちなみに、実際には周辺症状という言葉は死語で、現在は「BPSD」という言葉を使います。

分かりやすく言えば、人間の脳は、興奮性の神経を抑制性の神経で抑えてバランスをとっています。ですから人はすぐにキレたりせずにいられるわけです。しかし、抑制性の神経が壊れていると、怒りっぽくなったり、暴れたり、幻覚や妄想が現れたりします。逆に興奮性の神経がやられて抑制性の神経が強まっていると、うつになったりしてしまいます。

読者の方の中で、認知症の症状は、徘徊したり、怒りっぽくなったり、妄想するようになったり、幻覚を見たりすることだと思っていらっしゃる方も多いのではないでしょうか。**医師が「認知症の症状」と言った場合は、中核症状を指しています**。そのあたりで医師と患者さん（および家族）との間に認識のズレが生じているように思います。

私はできる限り分かりやすく、なおかつ正確に患者さんやご家族の方へお伝えするようにしています。疑問に思うことは、どんどん医師に質問して構いませんし、医師の側でも患者さん側からの質問内容によって、どこまで理解されているのか、またさらに噛み砕いて説明しようかなど、対応に配慮することができます。

ちなみに、男性と女性で周辺症状の現れ方に違いがみられるようです。怒りっぽくなるのは、圧倒的に男性が多く、女性の場合は「モノを盗られた」「亭主が浮気をしている」等々の妄想が多い印象があります。うつの症状は女性に多く見られ、無為の状態は男性に多いようです。

メディアが使う〝若年性アルツハイマー病〟という言葉の誤解

少し想像してみてください。「アルツハイマー病」といわれた場合と、「若年性アルツハイマー病」といわれた場合、どちらにより重篤なイメージを持たれるでしょうか。マスメディアで盛んに使われているこの〝若年性〟という言葉、かなり病気のイメージを暗くさせているとともに、認知症に対する誤解を生む元凶になっているといわざるを得ません。

その理由を、渡辺謙さんが主演された認知症がテーマの『明日への記憶』という映画を例に考えてみたいと思います。

主人公は〝若年性アルツハイマー病〟と診断された五〇歳になる男性です。

そもそも、四〇歳から六五歳未満で発病した場合を「アルツハイマー病」、六五歳以上での発病を「アルツハイマー型老年認知症」と定義しています。ですから、主人公の病名は「アルツハイマー病」が正しい診断名となります。確かに、一八歳以上から六五歳未満で発病した認知症を「若年性認知症」と定義していますが、これは認知症の全体的な概念の中で用いる用語です。ですから、なにも「アルツハイマー病」に限られた話ではありませんし、〝若年性〟とつけて四〇代、五〇代の患者さんをあえて「アルツハイマー病」から区別する必要はないのではないでしょうか。

メディアがしきりに〝若年性〟という言葉を用いることで、かえって認知症という病気に希望が持ちにくくなる、いらぬ不安を掻き立ててしまっている面があるように感じられます。

認知症医療の現場に立つ者として、こうした状況に深い憂慮の念を抱かざるを得ません。

!? 認知症治療の最前線——アルツハイマー病は治せるのか

認知症治療の最前線では、より本質的な治療薬が日々研究開発され、「治験」と呼ばれる臨床研究がなされています。

アルツハイマー病では、γセクレターゼ阻害剤（E2609エレンベセスタット）の治験が行われています。これは、アルツハイマー病の原因タンパクであるアミロイドβを誘導する酵素をブロックすることで、アミロイドβが作り出されるのを防ごうとする薬です。

また、アミロイドを標的とした抗体療法という治療法も研究されています。その中のひとつに、アミロイドワクチン療法があります。インフルエンザワクチンと一緒で、アミロイドβをあらかじめ投与することで、体に異物として認識させ、抗体を作ってもらいます。そうすると、いざ、体の中でアミロイドβが作られ始めると、脳の中で免疫が働き、アミロイドβを壊すといった具合です。現在は抗アミロイドβ抗体療法の開発が中心となり、BAN2401など何種類もの治験が行われています。

それ以外にも、もうひとつの原因であるタウ（タンパク質）を除去する薬の研究も進められています。既存の結核治療の薬の中にアミロイドβやタウ、レビー小体病の原因タンパクであるαシヌクレインの凝集を抑制する作用のあるものも見つけられており、予防投与の可能性が検討されています。

また、iPS細胞を使って、脳の細胞を復活させる研究も進められています。

こうした薬による治療法の開発以外にも、レビー小体型認知症をターゲットとした微弱超音波刺激による治療法などが、幾つかの大学で研究されています。

このように、日本を含む世界各国で、認知症という疾患群の克服を目指し、様々な研究が行われています。

認知症医療の未来は決して暗闇ではない、明るいものだと、私は思っています。

⁉ 美徳は必ずしも「徳」ならず

二〇一九年六月、レビー小体型認知症の国際学会が米国で開催され、私は招聘演者として日本の当事者と介護の現状について講話しました。欧米の参加者が特に関心を示したのが、介護者側の日本人特有の問題についてでした。

「自分が何とかするべきである〝should thinking〟」、「他人に頼るのは恥だ〝shame culture〟」、「自分が耐えれば何とかなる〝self sacrifice〟」

日本人の性質を表す〝3S〟、Samurai Spiritsです。

日本人の美徳でもあるこうした性質が、実は介護者自身を精神的および身体的に追い詰め、ひいては患者さんへの攻撃につながってしまう要因となることがあります。

正しく認知症を理解し、病状から周囲のサポートまで、受け容れるべきは受け容れる。〝ガス抜き〟をしつつ無理のない介護を実践する。こうした意識を形成できるよう、社会を作れるよう、今後も啓発活動に取り組みたいと思っています。

認知症専門医として患者さんと接してきて思うこと

一般内科外来では、私と同年代の患者さんや、もっと若い方とも接しますが、「もの忘れ外来」の患者さんのほとんどは、人生の先輩になる方々です。診察していると、こちらが人として教えられることなどが本当にたくさんあります。

十数年に渡る関わりの後、不幸にして亡くなられる患者さんがいます。死亡宣告する時の何ともやるせない気持ちは、何年医師をしていても慣れるということはありません。

そうした悲しみに暮れる中で、患者さんの奥さんから、「先生に出会えて本当に良かったです。歩けなかった主人があんなに元気になって、本人も最後まで先生に診てもらえて満足だったと思います」といった言葉を頂戴することがあります。

駆け出しの頃は「自分の力不足」と感じてしまって、こうした言葉を素直に受け取ることができなかったものですが、今は「ああ、この方の人生に私という存在が関わらせていただいたことも、何かしらの意義があったんだな」と、素直に受け取ることができるようになりました。患者さんを通じて自分の存在意義を確認させて頂いている、本当に有難い話だと思います。

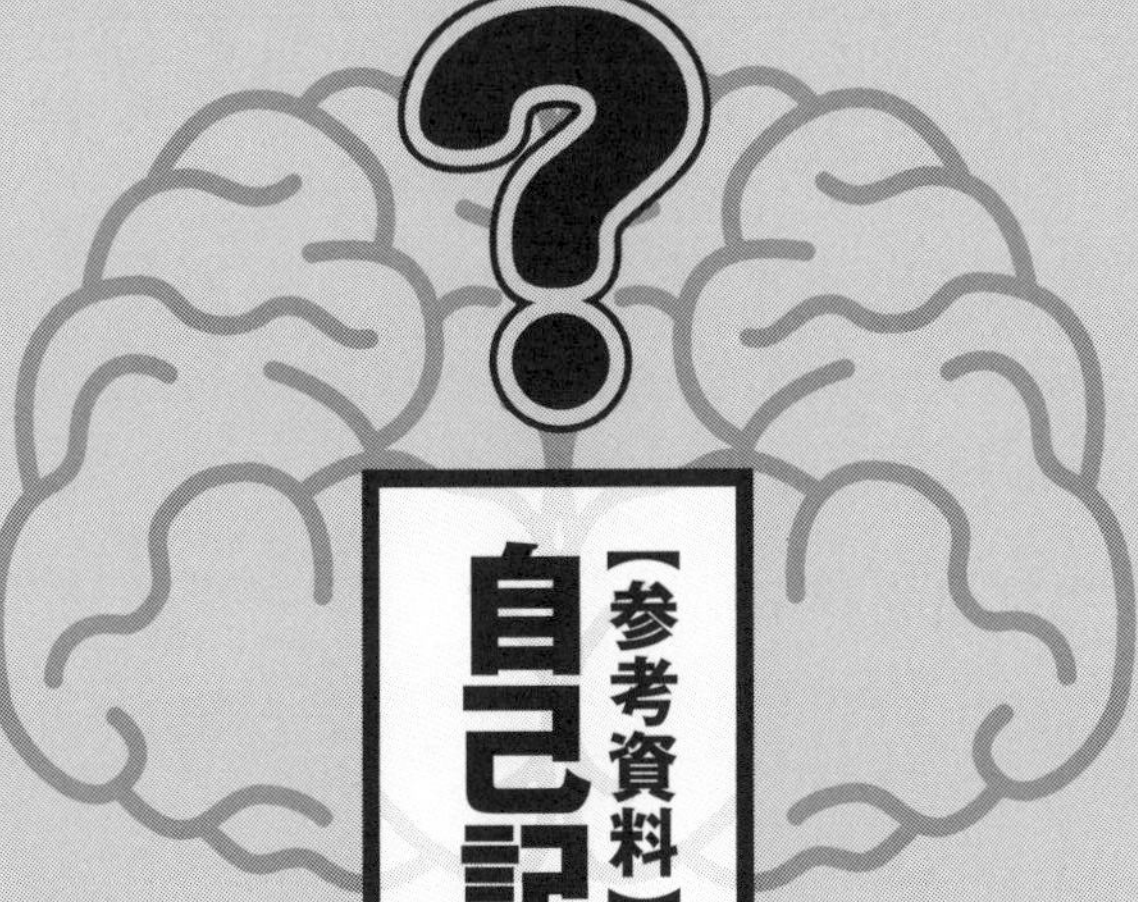

【参考資料】

自己記入式記憶テスト

6.「にんじん」と「じゃがいも」の　(4点)
似ているところは、＿＿＿＿＿＿＿＿＿＿＿＿

「ライオン」と「オオカミ」の
似ているところは、＿＿＿＿＿＿＿＿＿＿＿＿

次の文章を覚えておきましょう。「良い市民はいつも丈夫な靴をはいている」

7. 図の部分の名前を書いてください。　(5点)

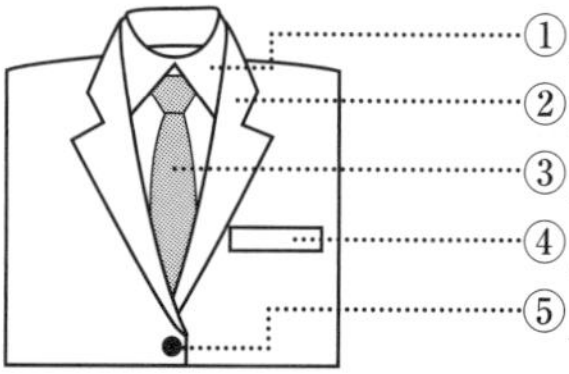

(3点)

8. ◯を線でつないでアルファベットを作ってください。
(□は無視する)

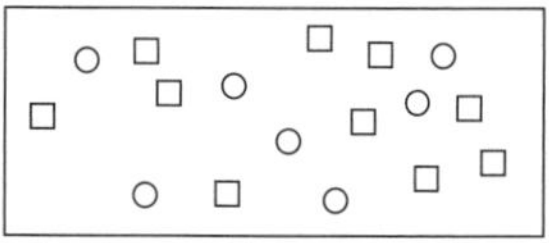

9. ◯内に時計の文字盤の1から12までを数字で書き、長針、短針で9時20分を示してください。　(4点)

10. 最初に書いて覚えた文章を見ないでもう一度書いてください。　(6点)
＿＿＿＿＿＿＿＿＿＿＿＿

(医師や介護者への質問)　(5点)
検査を受けた人をテストでどの程度助けましたか。
◯まったくない　◯ごくわずか　◯少し　◯かなり　◯ほとんど

合計点 ＿＿＿＿／50点

自己記入式記憶テスト(Test Your Memory-J)

(10点)

1. 氏名を書いてください。＿＿＿＿＿＿　＿＿＿＿＿＿

今日は何曜日ですか。＿＿＿＿曜日

今日の日付を書いてください。　平成＿＿年＿＿月＿＿日

年齢を書いてください。＿＿＿＿歳

生年月日を書いてください。

明治・大正・昭和＿＿＿年＿＿月＿＿日

2. 次の文章を同じように書いてください。(2点)

「良い市民はいつも丈夫な靴をはいている」

＿＿＿＿＿＿＿＿＿＿＿＿＿＿＿＿＿＿＿＿

もう一度この文章を読んで、覚えてください。

3. 今の総理大臣は誰ですか、(3点)
氏名を書いてください。＿＿＿＿＿＿＿＿＿＿

太平洋戦争が終わったのは何年ですか。　昭和＿＿＿年

4. 計算してください。(4点)

２０－４＝＿＿＿＿　　１６＋１７＝＿＿＿＿

８×６＝＿＿＿＿　　４＋１５－１７＝＿＿＿＿

5.「す」で始まる言葉を書いてください。(4点)

①す＿＿＿＿＿＿　②す＿＿＿＿＿＿

③す＿＿＿＿＿＿　④す＿＿＿＿＿＿

テストの採点方法

最低点数は0点　最高点数は50点

質問1　　氏名が正しく書けると2点、氏名のどちらかが正しく書けると1点。日は1日の間違いは正解とする。

質問2　　文章が正しいと2点、単語をひとつ間違えると1点、2つだと0点。

質問3　　氏名それぞれ1点、年数も1点。

質問4　　それぞれ正解で1点。

質問5　　何でもよい。ひとつにつき1点。

質問6　　植物、動物、哺乳類など正確な場合は2点、食べ物、四本足、獰猛など正しいが正確ではない場合は1点、「地上で生きる」「獰猛で4本足」といった場合は2点。

質問7　　それぞれ正解は1点。①は「シャツ」でも正解、②③は「上着」でも正解。

質問8　　点を線で結んでWの場合3点、別のアルファベットの場合2点、円状に結ぶと1点。

質問9　　全ての数字が正確だと1点、数字が正しい位置に書いてあると1点、針のどちらかが正しいと1点。

質問10　「良い」「市民は」「いつも」「丈夫な」「靴を」「はいている」の各言葉が正しければ各1点で、最高は6点。

医師や介護者への質問
回答を助けた程度に応じて、「まったくない」は5点、「ごくわずか」は4点、「少し」は3点、「かなり」は2点、「ほとんど」は1点。

〈合計点数の解釈〉健康な人の平均は46点。軽度認知障害の人の平均点は42点。アルツハイマー病の人では平均点が36点だが、42点以下で疑いがあり。

Brown J et al, "Self administered cognitive screening test(TYM) for detection of Alzheimer's disease:cross sectional study" 9 June 2009,doi:10.1136/bmj.b2030 Hanyu H et al. Psychiatry Res 190:145-148(2011)
羽生春夫(2012)『医学データにもとづく認知症を予防する生活習慣』メディカルトリビューン 76～78p

著者●眞鍋雄太（まなべ ゆうた）

神奈川歯科大学
認知症・高齢者総合内科 教授
藤田医科大学 救急総合内科 客員教授

プロフィール

平成13年、藤田医科大学医学部卒業。レビー小体型認知症発見者・小阪憲司横浜市立大学名誉教授の指導の下、平成19年、藤田医科大学大学院内科系医学研究博士課程を卒業。藤田医科大学病院総合診療内科講師、順天堂江東高齢者医療センターPET-CT認知症研究センター准教授、横浜新都市脳神経外科病院内科・認知症診断センター部長を経て、平成30年4月より現職。レビー小体病を中心とした神経変性疾患、認知症性疾患、総合診療（内科）を専門分野とし、雑誌やテレビなどのメディアや講演会活動を通じ認知症性疾患の啓発活動を行っている。モットーは、“正確な診断と根拠に基づいた医療”。

医学博士、日本認知症学会専門医/指導医、日本神経病理学会、日本内科学会、日本旅行医学会、レビー小体型認知症サポートネットワーク東京顧問。

memo

memo

STAFF

●装丁・本文デザイン

伊集院 修（バードック・クリエイション）

●本文DTP

バードック・クリエイション

もの忘れ外来《第二版》

認知症専門医が教える予防と対策のコツ

著　者　眞鍋　雄太

発行者　宇野　文博

発行所　株式会社 同文書院

〒112-0002　東京都文京区小石川5-24-3

TEL (03) 3812-7777　FAX (03) 3812-7792

振替 00100-4-1316

印刷所　中央精版印刷株式会社

製本所　中央精版印刷株式会社

ISBN978-4-8103-7788-0　C0077　Printed in Japan